中山大学放射肿瘤学系列丛书

# 鼻咽癌放射治疗
## 计划设计与方法

# Clinical Planning Manual of Radiation Treatment for Nasopharyngeal Carcinoma

主编 杨 鑫 胡 江

康德华 黄劲敏

U0257568

北京大学医学出版社

**BIYANAI FANGSHEZHILIAO JIHUASHEJI YU FANGFA**

图书在版编目（CIP）数据

鼻咽癌放射治疗：计划设计与方法 / 杨鑫等主编
. —北京：北京大学医学出版社，2017.4
（中山大学放射肿瘤学系列丛书）
ISBN 978-7-5659-1545-1

Ⅰ.①鼻… Ⅱ.①杨… Ⅲ.①鼻咽癌—放射疗法
Ⅳ.①R739.630.5

中国版本图书馆CIP数据核字（2017）第020193号

**鼻咽癌放射治疗：计划设计与方法**

**主　　编**：杨　鑫　胡　江　康德华　黄劭敏
**出版发行**：北京大学医学出版社
**地　　址**：（100191）北京市海淀区学院路38号　北京大学医学部院内
**电　　话**：发行部 010-82802230；图书邮购 010-82802495
**网　　址**：http：//www.pumpress.com.cn
**E－mail**：booksale@bjmu.edu.cn
**印　　刷**：北京佳信达欣艺术印刷有限公司
**经　　销**：新华书店
**责任编辑**：王智敏　袁帅军　**责任校对**：金彤文　**责任印制**：李　啸
**开　　本**：889 mm × 1194 mm　1/32　**印张**：3.75　**字数**：68千字
**版　　次**：2017年4月第1版　2017年4月第1次印刷
**书　　号**：ISBN 978-7-5659-1545-1
**定　　价**：25.00元
**版权所有，违者必究**
（凡属质量问题请与本社发行部联系退换）

## 分册编者名单

**分册主编** 杨 鑫 胡 江 康德华 黄劲敏

**编写单位** 中山大学附属肿瘤医院放射治疗科

中山大学放射肿瘤学系列丛书

# 丛书序言

作为传统肿瘤治疗三大手段之一，放射治疗（简称放疗）在肿瘤治疗中的作用越来越重要。近20年来，肿瘤放射治疗的进展异常迅速。随着放射治疗学新理论、新技术、新设备、新方法的不断出现，临床上针对恶性肿瘤的放射治疗方法和技术均有很大改变，治疗效果均有很大的提高。

中山大学附属肿瘤医院放射治疗科成立于1964年，目前是全国规模最大、技术最先进的放射治疗中心之一。该科室集临床、教学、科研于一体，于2014年被评为全国首批住院医师规范化培训基地——放射肿瘤科专业基地（编码:320-2500）。该科室拥有各种先进的直线加速器12台，调强放射治疗自2010年已成为常规的放射治疗。此外，该科室还开展了容积调强放射治疗、体部立体定向放射治疗（SBRT）、图像引导放射治疗（IGRT）和三维适形放射治疗（3DRT）。每天放疗患者近1000人次，收治的患者来自全国各地。该科室有博士生导师6人、硕士生导师18人，每年招收一年制、半年制和短期培训的放射肿瘤进修生近100人，承担国家863项目1项，获国家科技进步二等奖2项。

在长期的放射肿瘤临床、教学、科研实践中，我们积累了大量丰富的恶性肿瘤临床治疗经验，中山大学附属肿瘤医院放射治疗科先后出版了《后装治疗》《实用鼻咽癌放射治疗学》《实用恶性肿瘤放射治疗学》《常见恶性肿瘤放射治疗手册》等专业书籍。在此基础上，以中山大学附属肿瘤医院放射治疗科为主体，我们组织了中山大学各附属医院的放射肿瘤学专家和教授，从放射技术学、放射物理学、放射生物学、放射临床肿瘤学、放射治疗护理学等几个方面，编写了《中山大学放射肿瘤学系列丛书》，希望能把中山大学肿瘤放射治疗的经验与同行分享。在此，谨对给予《中山大学放射肿瘤学系列丛书》出版帮助的所有人表示诚挚的谢意。

夏云飞

中山大学附属肿瘤医院放射治疗科

2015 年 10 月

# 前　言

本手册旨在总结中山大学肿瘤防治中心物理室（以下简称"物理室"）近年来运用现有的放射治疗计划系统（Eclipse、Monaco 和 Tomo）从事鼻咽癌放射治疗的计划设计与方法，为前来物理室进修的物理师以及从事鼻咽癌放射治疗的工作人员提供基本参考资料。从事放射治疗工作的人员通过阅读书中的典型病例及其放射治疗的计划设计和方法，能在短时间内了解并熟悉使用相应的计划系统，从而开展鼻咽癌放射治疗的计划设计工作。

全书共分5章：第一章简单介绍放射治疗计划系统（treatment planning system，TPS）；第二章明确鼻咽癌放射治疗计划设计的基本原则；第三章是本书的主要内容，通过实例详细地介绍了鼻咽癌放射治疗计划设计的基本步骤与方法；第四章从医师、物理师和剂量师等医务人员的多角度出发，解释说明如何进行鼻咽癌放射治疗计划的评估；第五章总结了鼻咽癌复发的放射治疗计划设计的相关经验。

在本手册的编写过程中，我们得到了中山大学附属肿瘤医院放射治疗科全体领导的大力支持，科室各个部门的通力协作，特别是物理室每位老师和同事的积极配合，以及友邻单位进修老师和同仁的积极帮助。特别感谢：广东省兴宁市人民医院的罗英、广西壮族自治区桂平市人民医院的陈杰添和广东省揭阳市人民医院的管世王，他们协助完成了本书第三章图片的收集与整理工作。

　　由于时间仓促，书中难免会有一些疏漏及错误之处，恳请读者不吝赐教，以便再版时修订。

杨鑫　胡江　康德华　黄劭敏

2016 年 11 月 26 日

# 目　录

1

# 第一章　放射治疗计划系统简介

## 第一节　放射治疗常见技术

根据国内外统计的数字表明，有 60%～70% 的癌症患者需要接受不同程度（单纯或与手术、药物配合）的放射治疗。放射治疗与手术治疗类似，是一种局部治疗手段，其追求的目标是提高放射治疗的治疗增益比，即最大限度地将剂量集中到病变区域（靶区）内，杀灭肿瘤细胞，而使周围正常的组织和器官少受或免受不必要的照射[1]。

随着计算机技术和放射治疗计划系统的飞速发展，放射治疗技术日新月异，相继出现了三维适形放射治疗（three-dimensional conformal radiotherapy，3D-CRT）和调强放射治疗（intensity modulated radiation therapy，IMRT）[2-3]。3D-CRT 的目的是使放射治疗的三维高剂量分布与靶区的三维形状一致，以保护靶区周围的正常组织。然而，对于形状特殊的肿瘤，传统的 3D-CRT 无法实现三维高剂量分布与靶区的三维形状一致，这时就需要根据要求对每一射束的输出强度进行调节，从而实现肿瘤三维空间上的高剂量分布适形，这就是所谓的 IMRT。容积弧形调强放射治疗（volumetric-modulated arc radiotherapy，VMAT），又可称为旋转调强放射治疗，是指在直线加速器机架连续旋转的过程中，通过动态多叶光栅（dynamic multileaf collimator，dMLC）连续运动形成一系列子野，并配合通过改变剂量率和机架旋转速度形成可变束流来完成的调强放射治疗方式，而且其兼有旋转照射和动态调强的特点[4]。VMAT 可以由单弧、多弧或多个部分弧组合完成照射。

VMAT 在图像引导放射治疗技术（image guided radiation therapy，IGRT）的基础上，集新型高精尖加速器与逆向优化治疗计划设计软件、精密三维和二维的剂量验证设备于一体。该项技术可满足全身各部位肿瘤治疗的需要，更适合早期癌症的治疗。

IMRT 在鼻咽癌治疗中的临床应用已经十分广泛与成熟[5-7]，鼻咽癌是 IMRT 理想的治疗对象，主要原因有以下几点：

1. 鼻咽癌治疗以放射治疗手段为主；

2. 大体肿瘤形状极不规则；

3. 周围危及器官多，且与靶区的解剖关系重叠或交叉；

4. 不同人体靶区内所需肿瘤控制剂量应有差异；

5. 治疗体位固定可靠，且器官无相对运动，重复性好；

6. 患者生存期较长，应提高其生存质量。

# 第二节 放射治疗计划系统

放射治疗计划系统（treatment planning system，TPS）将最新的可视化技术、用户交互技术、先进的剂量计算方法和高效的逆向优化算法结合成一个精确高效的放射治疗计划设计平台。集三维适形放射治疗、逆向调强放射治疗和调强放射治疗计划验证等多功能于一体，可以保证肿瘤专家快速高效地制定复杂的治疗计划。

运用放射治疗计划系统设计 IMRT 用于鼻咽癌放射治疗主要有以下优势：

1. 高剂量区剂量分布与靶区的三维形状基本一致；

2. 靶区内剂量能按处方剂量要求分布；

3. 有效提高放射治疗增益比——物理效应、生物效应；

4. 提高肿瘤局部控制率、生存率及改善生存质量。

## 一、放射治疗计划系统的定义

根据 IEC60601-2-48 的描述，放射治疗计划系统是一种通过对放射源及患者建模的过程来模拟一个合适患者放射治疗的设备。系统采用一个或几个专门的算法来计算患者体内吸收剂量的分布。放射治疗计划系统是放射治疗技术质量保证（quality assurance，QA）中必不可少的工具。

## 二、放射治疗计划系统的相关术语

### （一）放射治疗计划系统的分类

1. 按维数（计算模型＋显示）分类

　二维（2D）

　三维（3D）

2. 按治疗技术分类

　外照射（external radiotherapy）

　内照射（brachy radiotherapy）

3. 按治疗模式分类

　常规（normal radiotherapy）

　适形（conformal radiotherapy）

　调强（IMRT、VMAT）

### （二）中山大学肿瘤防治中心放射治疗科现有计划系统

（1）Eclipse（Varian）

（2）Monaco（Elekta）

（3）Pinnacle（Philips）

（4）iPlan（BrainLab）

（5）TOMO（Accuracy）

（6）Oncentra（Elekta）

（7）Xio（Elekta）

# 第三节　放射治疗计划系统剂量的常见算法

剂量计算是放射治疗计划系统的核心。放射治疗计划系统剂量算法大致可以分为两类：基于修正的算法［如笔形束卷积算法（pencil beam convolution，PBC）］和基于模型的算法［如筒串卷积算法（collapsed cone convolution，CCC）和蒙特卡罗（monte carlo，MC）算法］。前者主要是依赖于机器的物理剂量学数据测量进行修正计算；后者则是根据各种计算模型来建立，更加全面地考虑了射线本身的物理特性。

PBC算法采用的是卷积技术和快速傅立叶变换，是一维能量非局部沉积算法。PBC算法不能准确地体现射线穿过两种不同密度组织时的二次建成效应，但在大多数情况下能够较好地满足剂量计算的精度要求。

研究表明，PBC算法倾向于过高估计靶区内低密度肺组织的吸收剂量，同时过低估计肺组织内的低剂量区域[8]。各向异性分析算法（anisotropic anolytical algorithm，AAA）是三维的笔形束卷积叠加算法，是一种更精确的算法，它的模型建立考虑了原射线、电子线污染及准直器散射的影响，对不均匀介质中的剂量计算能够进行更准确的修正，更接近于实际测量值。

在多种算法中，MC算法被广泛地认为是模拟辐射输运和进行介质中剂量计算最精确的算法，也被称为放射治疗剂量计算的"金标准"。然而，完全的 MC 算法因收敛速度慢和耗时多而至今仍难以投入临床实际应用。对完全的 MC 算法加以简化和改进，在保持剂量计算的准确性不变的前提下，Fipple 等开发了用光子线剂量快速计算的 X 线体积元蒙特卡罗（X-ray voxel monte carlo，XVMC）算法[9]，目前已被广泛应用。

对于鼻咽癌放射治疗，有文献比较了瓦里安 Eclipse 治疗计划系统中 AAA 算法和 PBC 算法在鼻咽癌调强放射治疗中靶区的剂量分布和危及器官受照剂量的差别[10]，指出："晶体受照剂量差别大的主要原因是晶体的受照剂量主要来自光栅运动中的散射，AAA 算法对散射的修正比 PBC 算法更为精确，所以在鼻咽癌调强治疗计划中 AAA 算法更为精确。"有文献探讨了 Acuros External Beam Algorithm Acuros XB（AXB）算法与 AAA 在鼻咽癌容积弧形调强放射治疗（VMAT）计划验证中的差异[11]，指出："使用均匀模体验证鼻咽癌 VMAT 计划时，AXB 与 AAA 算法的差异很小，其中 AXB 略比 AAA 接近实测剂量，而 AXB 比 AAA 计算效率高。综合计算精度与效率，推荐使用 AXB 算法常规计算验证鼻咽癌 VMAT 计划。"有文献用扩充型动态楔形板（enhanced dynamic wedge，EDW）模型来比较 Pinnacle3 9.0 治疗计划系统（TPS）的白适应卷积算法（adaptive convolution algorithm，ACA）和 Eclipse7.3 TPS 的 AAA、PBC 算法的准确性[12]，说明"AAA 和 PBC 算法对于对称和非对称野准确度均能满足临床需要，而

ACA 算法在非对称野条件下楔形板因子（wedge gactor，WF）误差偏大，在实际临床中应尽量避免使用。"

其他众多文献，对肺癌[13-16]、食管癌[17-18]、前列腺癌[19]、宫颈癌[20]、乳腺癌[21]等在 TPS 中的算法进行过比较研究。

在中山大学肿瘤防治中心放射治疗科，常用治疗计划系统中的常见算法有：

1. Eclipse（Varian）

    □ AAA

    □ PBC

    □ AXB

有文献对比 AXB、AAA 和 MC 算法在非均匀组织中剂量计算的准确性[22]，指出："在非均匀组织及其边界，AXB 算法计算精度比 AAA 算法更为准确，基本接近 MC 算法。"

2. Monaco（Elekta）

    □ MC

    □ PBC

    □ CCC

CCC 剂量计算方法的卷积/叠加算法是目前放射治疗计划系统常用的光子束剂量计算方法，它是一种基于核模型的算法。常用的卷积核包括点核（point kernel）、笔形束核（pencil beam kernel）、面核（planar kernel）等。与笔形束核模型相比，点核模型可以处理电子失衡区域的剂量计算问题，计算精度更高，不足之处是计算速度较慢，但是通过改进算法，在保证一定计算精度的前提下，能够满足临床对计算速度的要求 [23]。

3. Pinnacle（Philips）

    □ 快速卷积算法（FC）

    □ 白适应卷积算法（ACA）

    □ 筒串卷积算法（CCC）

# 第二章 鼻咽癌放射治疗计划设计的基本原则

## 第一节 放射治疗计划的靶区定义

放射治疗的靶区容积概念，应依据 ICRU50 报告和 ICRU62 报告。肉眼或影像中所见的肿瘤区域被定义为肿瘤靶区（gross tumor volume，GTV）；以组织学和肿瘤学位置为基础，在 GTV 的基础上外扩一定安全边界后即形成临床靶区（clinical target volume，CTV）；呼吸运动及空腔脏器充盈状态的变化可导致 CTV 发生形状、体积及位置的变化，这些改变可经由所谓的内部边界进行补偿，进而产生内靶区（internal target volume，ITV）；为了确保 CTV 在治疗过程中始终处于处方治疗剂量的范围内，还需进一步扩展一定的边界以补偿由于摆位等不确定因素对靶区造成的影响，最终的范围即为计划治疗靶区（planning target volume，PTV）。如果要求 PTV 获得足够的剂量覆盖，将可能导致部分高剂量分布于 PTV 之外，从而增加正常组织的受照体积。

除了 PTV 边界范围的准确界定外，准确的分期系统对癌症的治疗也至关重要。随着癌症分期和治疗方法的演变，需要不断评价分期的适用性和改进性[24]。当前在《AJCC/UICC 鼻咽癌临床分期建议（第 8 版）》中已逐步取得共识。

　　国内对鼻咽癌的亚临床靶区的界定尚未达成共识，有文献通过回顾国内外鼻咽癌 CTV 定义的发展过程，探讨未来缩小鼻咽癌靶区定义的发展方向和模式[25]。

　　进一步地，有文献指出：国内外的主要差异是对鼻咽 CTV 范围的定义及鼻咽癌 CTV 和上颈部的处方剂量方案[26]。根据随访结果分析，建议鼻咽癌 CTV 的范围除在鼻咽原发肿瘤外扩一定边界外，还应包括整个鼻咽腔、咽后淋巴结区、斜坡、颅底骨质结构、翼腭窝、咽旁间隙、部分蝶窦、鼻腔和上颌窦后 1/3，且处方剂量宜≥60 Gy；双侧上颈部应列为高危淋巴结转移区，施予至少 60 Gy 的照射量。

# 第二节　放射治疗计划的靶区及重要器官的勾画原则

　　中国医学科学院肿瘤医院总结了该院鼻咽癌调强放射治疗靶区勾画及个体化处理经验与技巧，取得了较好的临床疗效，可供其他单位鼻咽癌靶区勾画时参考[27]。而且，靶区勾画对计划设计有直接影响，规范靶区勾画对计划设计有指导意义。例如，计划系统有模板自动化勾画功能，可以应用模板，规范计划流程，以减少靶区勾画的时间[28-29]，但不适用于小体积器官[30]。

此外，靶区外扩边界的影响也不应忽视，有文献对比分析目前国内临床常用的 4 种治疗计划系统所使用的边界外扩算法在外扩体积上的差异，以及在剂量学上的影响，指出："四种治疗计划系统对于相同临床靶区外扩成计划靶区体积是不同的，因此造成了正常组织可能接受了不必要的高剂量照射或靶区漏照[31]。"

# 第三节　鼻咽癌放射治疗计划的基本设计原则

## 一、鼻咽癌放射治疗计划的特点

1. 靶区结构多、不规则；靶区剂量层次多；

2. 正常组织多，如：脊髓、脑干、腮腺、晶体等；

3. 靶区和正常组织相对位置近，甚至存在交叠（overlap），如：靶区与脑干有交叠；

4. 靶区可能会超出体表轮廓，如：PTV2；

5. 靶区小体积处理问题，如：GTVnd 体积较小时，难以获得较好的剂量控制，可以外扩一个 PTVnd 进行处理；

6. 分期、指南选择不同，所对应的要求不同。

## 二、鼻咽癌放射治疗计划设计的基本原则

结合鼻咽癌放射治疗计划的特点，鼻咽癌放射治疗计划设计的基本原则主要有：

1. 靶区剂量要清晰、准确；

2. 靶区剂量按剂量层次形成剂量梯度；

3. 靶区剂量要均匀，无欠量、无高量；

4. 尽量保证靶区与正常组织之间的平衡；

5. 在保证靶区覆盖的前提下，尽可能减少正常组织的受照体积与剂量；

6. 严格控制重要正常组织免于照射，如：晶体（晶状体）；或接受的照射剂量应控制在耐受剂量阈值以下，如：脊髓。

# 第三章 鼻咽癌放射治疗计划设计的基本步骤与方法

## 第一节 常规放射治疗计划设计的基本步骤与方法

为了获得肿瘤靶区内均匀的剂量分布，使靶区周围正常组织（危及器官）受照射剂量尽可能低，光子线外照射通常是由一个以上的照射野来实现。国际辐射单位和测量委员会（ICRU）第50号报告推荐：相对靶区内的处方点，靶区的剂量均匀度应该在 -5% ~ +7% 之间。

传统二维放射治疗计划作为光子治疗的标准方案已经有数十年的历史，通常以几束射线采用对穿照射野、3野或4野等予以治疗。照射野的大小和形状可以根据二维模拟X线影像加以调节，除非在平面影像中可以看到肿瘤位置、形状和大小，从而直接以肿瘤为对位标准，否则射野的调整应主要依据骨性标志。二维平面影像中正常结构的可视性有限，这是传统二维放射治疗计划最大的缺点之一。

与传统二维放射治疗技术相比，三维适形放射治疗（3D-CRT）

具有显著性优势。靶区容积的确立通常依据计算机断层扫描术（CT）图像，目前应用的所有治疗计划系统均支持磁共振成像（MRI）或正电子发射断层成像（PET）图像与计划系统图像的融合，这有助于更精确地定义靶区和危及器官。由于可以在射线束方向视野窗内观察这些结构，因此通过调整照射野形状以尽可能地保护重要的危及器官。一些随机试验已经证实三维适形放射治疗优于二维放射治疗[32]。

调强放射治疗（IMRT）技术属于三维适形放射治疗的范畴，但与常规三维适形放射治疗又有所不同。三维适形放射治疗时，来自各个射束方向的光子通量分别是均匀的；而 IMRT 的特征在于，为了达到特定的剂量分布效果，可以人为地调节光子通量，从而造成射束内光子通量不均匀。三维适形放射治疗采用正向计划设计，预先设定照射野参数和剂量，在计划设计过程的最后，对相关靶区容积及危及器官的剂量分别进行评估。与此不同的是，IMRT 采用逆向计划设计方案。在计划开始时即制定所有治疗靶区的目标剂量和危及器官的剂量限量，设定的剂量参数通常为剂量直方图（dose volume histogram，DVH）的参数或生物学参数。将这些目标参数导入 IMRT 剂量优化软件，通过迭代方法计算，从而获得对应于期望剂量分布的最可能射束参数。

下文将结合放射治疗科的常用计划系统，分别说明鼻咽癌放射治疗计划设计的基本步骤与方法。

# 第二节 Eclipse 计划系统的基本步骤与方法

Eclipse 计划系统是 Varian 加速器配备的放射治疗计划系统，主要用于放射治疗外照射计划的设计。目前，中山大学肿瘤防治中心共有 6 台 Varian 直线加速器：VAR5345（3 号机）、VAR1234（4 号机）、VAR1161（7 号机）、VAR1204（9 号机）、VAR2233（11 号机）和 VAR5902（12 号机），其中 3、4、7、9、11 号机可进行常规静态 IMRT 计划设计，3、12 号机可进行 Rapid Arc 计划设计。

医生完成靶区勾画 / 确认后提交给予处方剂量的计划申请单，由物理师 / 剂量师根据医生的要求完成放射治疗计划设计。目前，本中心 Eclipse 计划系统仅进行调强计划设计，以下就放射治疗计划设计流程进行简单介绍。

静态 IMRT 计划，以鼻咽癌调强放射治疗计划为例，计划设计步骤如下：

- 系统登录

- 靶区 /CT 图像导入

- CT-marker 点放置

- 计划治疗靶区 / 危及器官的计划体积勾画

- 逻辑运算

- 等中心点、射野和处方设定

- 计划优化

- 摆位野添加

## 一、Ecplise 系统的登录

双击桌面"UserHome"图标，输入厂商配置的用户名及对应密码，登录计划系统（图 3-2-1 和图 3-2-2 ）。

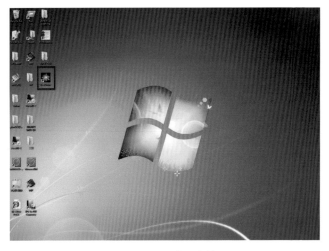

图 3-2-1　桌面图标

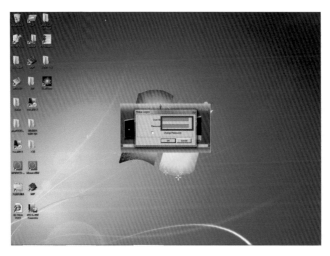

图 3-2-2　登入界面

在"Treatment Planning"中选择"Contouring"（图 3-2-3）。

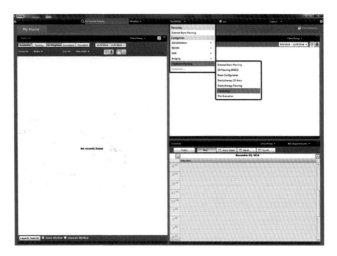

图 3-2-3　Contouring 勾画模块登入界面

## 二、靶区 /CT 图像导入及打开

登陆进入 Eclipse 计划系统，单击"File"——"Import"——"Wizard"（图 3-2-4），在弹出窗口中选取滤过器"DICOM Media File Import Filter"，单击"Next"（图 3-2-5）；选中患者信息，单击"Next"（图 3-2-6），于弹出窗口中选择"New"（图 3-2-7），核对患者信息无误后单击"OK"（图 3-2-8），再单击"Next"（图 3-2-9），便可完成 CT 图像和结构的导入。

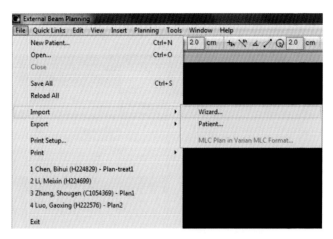

图 3-2-4　CT 图像和结构的导入界面步骤一

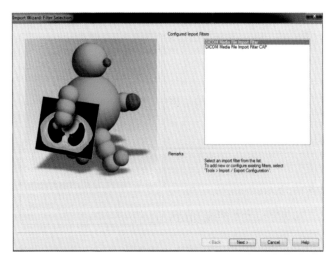

图 3-2-5 CT 图像和结构的导入界面步骤二

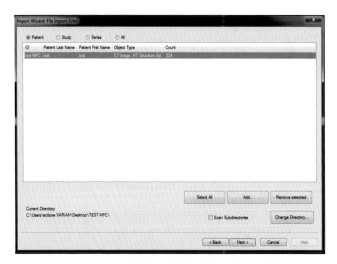

图 3-2-6 CT 图像和结构的导入界面步骤三

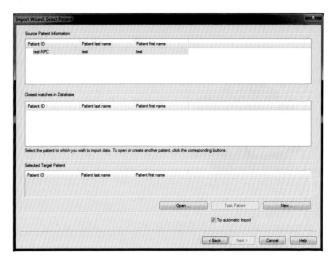

图 3-2-7 CT 图像和结构的导入界面步骤四

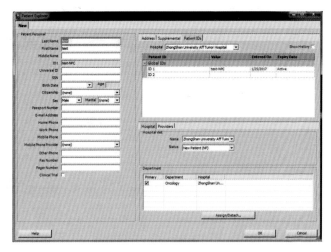

图 3-2-8 CT 图像和结构的导入界面步骤五

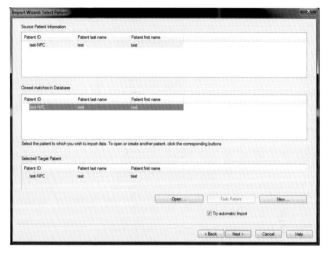

图 3-2-9　CT 图像和结构的导入界面步骤六

　　患者的 CT 图像在导入 TPS 后，会自动打开。如果要打开已经导入的患者 CT 图像或者已完成的计划，点击"File"下方的"🖉"图标，点击"Change Patient"（图 3-2-10）。在"Patient Explorer"界面的 ID 1 中输入患者的 ID 号后选中右侧患者，点击"OK"（图 3-2-11）。再选中患者的治疗计划或者"ᵔ STRCTRLABEL"图标（图 3-2-12），即可打开患者的治疗计划或者 CT 图像。

　　Eclipse 调强放射治疗计划的设计主要分"Contouring""External Beam Planning"和"Plan Evaluation"三大模块，一个计划从开始到结束需要依次分别完成上述三个模块。

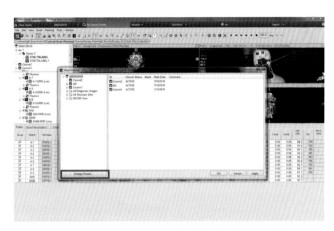

图 3-2-10    打开患者的治疗计划或者 CT 图像界面

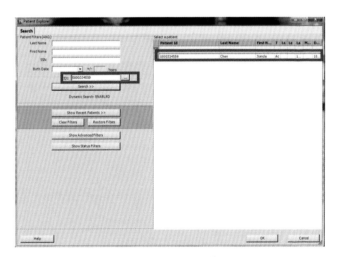

图 3-2-11    选择患者界面

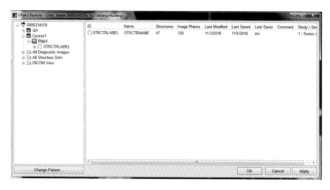

图 3-2-12 选择治疗计划或者 CT 图像界面

## 三、CT-marker 点放置和模拟机的选择

### （一）CT-marker 点放置

单击下方"Contouring"界面，在左边栏"User Origin"上右击鼠标，选择"Move Viewing Planes to User Origin"进入零位 CT 横断面图像；于主窗口中移动左右及上下连线通过 CT 图像的 Marker 点，在左边栏"User Origin"上右击，选择"Set User Origin"（图 3-2-13），在弹出窗口中选择"Viewing plane intersection"，单击"OK"即可（图 3-2-14）。

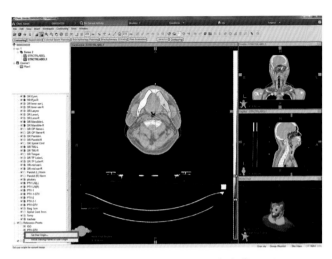

图 3-2-13    CT-marker 点定位

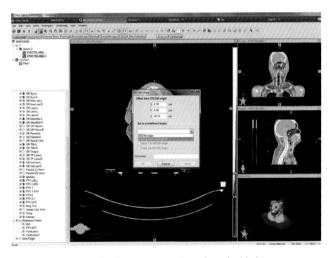

图 3-2-14    CT-marker 点坐标锁定

（二）模拟机的选择

在"Contouring"界面下，右击"Series"，选择"Properties"（图 3-2-15）。在"Series Properties"窗口"Equipment"界面中查看模拟定位机的类型（图 3-2-16），然后在"General"界面下的"Imaging device"中选择相同类型的模拟定位机（图 3-2-17）。

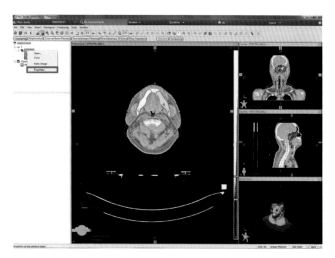

图 3-2-15　打开模拟定位机的属性设置界面

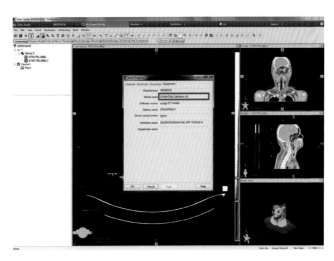

图 3-2-16 选定模拟定位机的名称

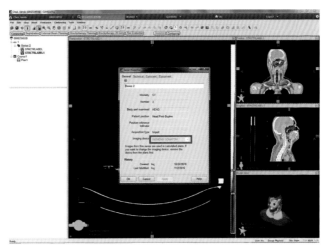

图 3-2-17 模拟定位机的设置

## 四、靶区/危及器官逻辑勾画

于 Eclipse 计划系统"Contouring"界面下左边框的结构列表中，在各靶区/危及器官上依次右键选择"Properties"，将其改为相应属性，例如 CTV-1 修改属性为"CTV"；GTV/GTVnd 修改属性为"GTV"；PTV-1 修改属性为"PTV"；危及器官修改属性为"organ"。在对靶区/危及器官逻辑勾画前，先单击左边栏"⌒ STRCTRLABEL"下需修改的目标组织。

计划系统的优化只在"Body"内进行，所以优化后是不能对"Body"进行修改的（卸载剂量后可以）。若靶区在"Body"外面，系统无法进行优化。因此勾画"Body"后一定要仔细检查修改，保证"Body"合适。靶区应全部包括在"Body"内。

### （一）NPC 模板的添加

单击"Insert"—"New Structures from Template"，选择"NPC-Template"模板，单击"Select"进行载入（图 3-2-18）。

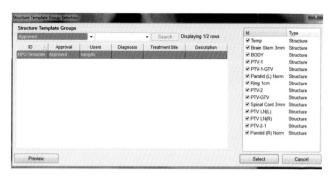

图 3-2-18 靶区模板的添加

## （二）画 "Body"

选中 "Body"，调整勾画范围（蓝线所示），单击上方工具栏中 "Search Body" 按钮（  ），设定边界 "Ranger—Lower Threshold（HU）" 值为 -350，单击 "Apply" 后进行勾画；自动勾画 Body 后使用刷子按钮（ ✐ ）对各层 Body 进行修饰以使曲线平和，尤其注意鼻子和耳孔（图 3-2-19 和图 3-2-20）。

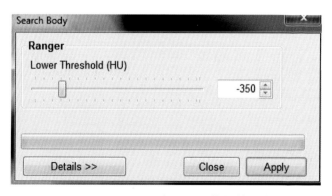

图 3-2-19 Body 勾画 CT 值阈值设定

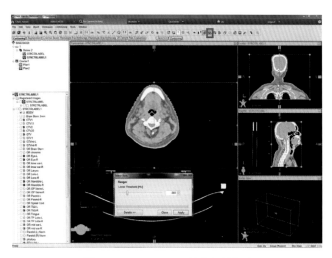

图 3-2-20 Body 的勾画界面

（三）扩靶区

单击左边栏"⊙ STRCTRLABEL"下的"PTV-2"，点击上方工具栏中"Margin for Structure"按钮（ ），选择"Create Margin From"为"CTV2"，"Geometry"下选中"Create outer magin"，各方向扩0.3 cm；扩完的 PTV-2 有部分可能超出或濒临"Body"，需缩回：点击上方工具栏"Crop Structure"按钮（ ），缩回"Body"内部0.3 cm，设"Additional magin [cm]"为 0.3；其他 PTV-1 和 PTV-

ND 的外扩与 PTV-2 类似，扩完所得 PTV 超出或濒临 PTV-2，缩回至 PTV-2 内即可（图 3-2-21 ~ 图 3-2-25）。

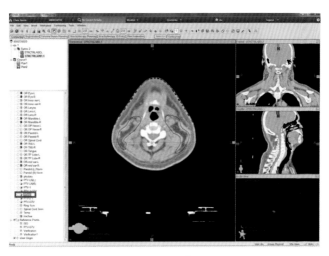

图 3-2-21　选中 CTV-2

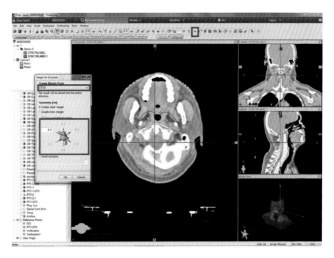

图 3-2-22　CTV-2 扩成 PTV-2

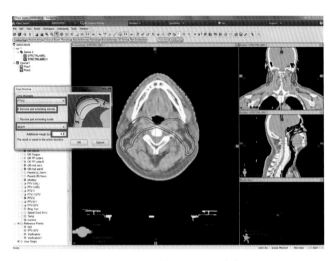

图 3-2-23　PTV-2 缩回 Body 内部 0.3 mm

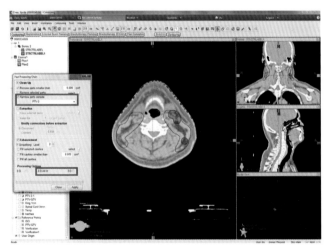

图 3-2-24　选定 PTV-ND 缩回对象界面

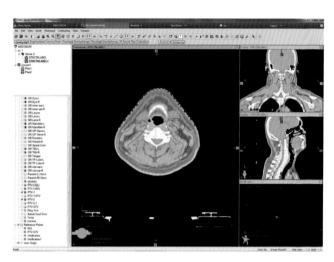

图 3-2-25　PTV-ND 收缩到 PTV-2 内

### （四）勾画危及器官的计划体积（planning risk volume，PRV）

单击左边栏"⌒ STRCTRLABEL"下的"OR Brain Stem 3mm"，点击上方工具栏中"Margin for Structure"按钮（🔅），选择"Create Margin From"为"OR Brain Stem"，各方向均扩 3 mm，设"Geometry [cm]"为 0.3。注：底部扩 0 mm（图 3-2-26）；在左边栏"⌒ STRCTRLABEL"下，选择"OR Spinal Cord"，同上操作得到脊髓外扩（注：顶部扩 0 mm）。

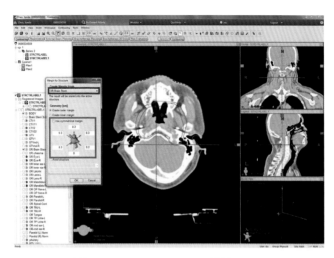

图 3-2-26　Brain Stem 外扩 3 mm

## 五、逻辑运算（辅助结构的勾画）

### （一）PTV 2-1

将 PTV-2 内处方剂量比 PTV-2 高的靶区通过逻辑运算按钮（⊘）合并至"Temp"中，接着选中 PTV 2-1，通过逻辑运算"⊘"，用 PTV-2 减去 Temp。与 PTV1-GTV 的操作方法类似（图 3-2-27 ~ 图 3-2-30 ）。

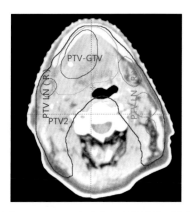

图 3-2-27　多个靶区位置关系图

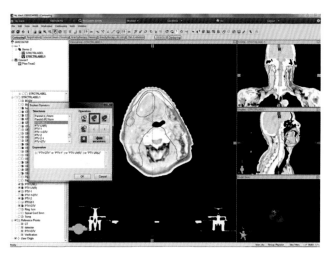

图 3-2-28　多个靶区叠加的逻辑运算

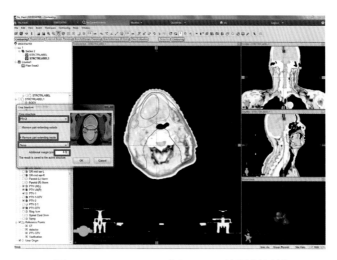

图 3-2-29　PTV-2 减去 Temp 的逻辑运算

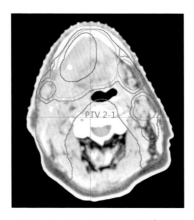

图 3-2-30　PTV 2-1 的勾画

（二）Ring 1 cm

选择"🎧 STRCTRLABEL"下的"Ring 1 cm"，点击工具栏中的"⬭"后，在"Extract Wall"窗口中的"Outer wall margin [cm]"处输入1.3，在"Inner wall margin [cm]"处输入 -0.3，单击"OK"。（图 3-2-31 和图 3-2-32）。

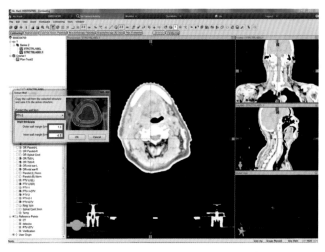

图 3-2-31　Ring 1 cm 的逻辑运算

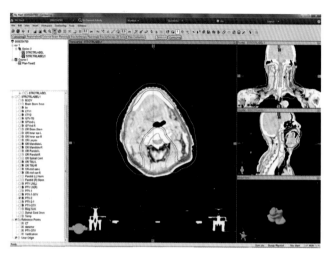

图 3-2-32 Ring 1 cm 的勾画

## （三）Parotid（L/R）Norm

单击左边栏"⌒ STRCTRLABEL"下的"Parotid（L）Norm"或"Parotid（R）Norm"，点击逻辑运算按钮（ ✐ ），在"Crop structure"窗口中选择"Parotid"（图中以左侧腮腺为例），选中"Remove Part Extending inside"和"PTV-2"，设置"Additional Margin [cm]"为 0.3（图 3-2-33 和图 3-2-34）。

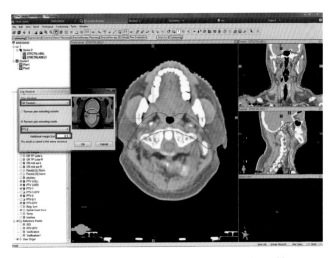

图 3-2-33　Parotid（L）Norm 的逻辑运算

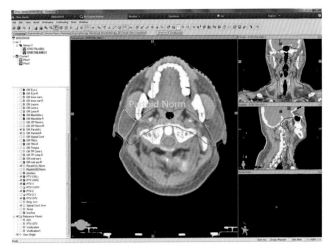

图 3-2-34　Partoid Norm 的勾画

## 六、照射野/处方的设置

点击"External Beam Planning"模块，单击"Insert"——"New Course"——"New Plan"；在"Plan Properties"界面"General"版块中，将"Target volume"设为"PTV-GTV"，"Plan Intent"设为"Curative"，单击"OK"进入机器选择界面"Select Treatment Unit"；选择机器，进入照射野设置界面"Field Properties"；在"Tolerance"处选择"T-crt"，单击"OK"即可（图 3-2-35 ~ 图 3-2-42）。

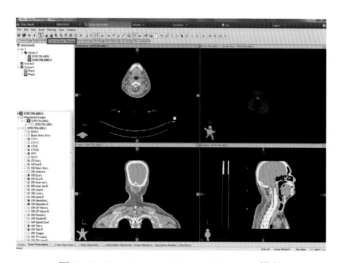

图 3-2-35　External Beam Planning 模块

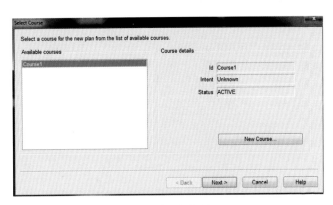

图 3-2-36 新建疗程 Course

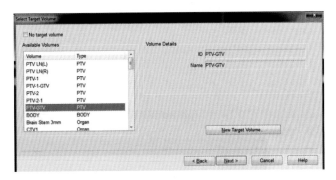

图 3-2-37 选择"Target volume"为 PTV-GTV

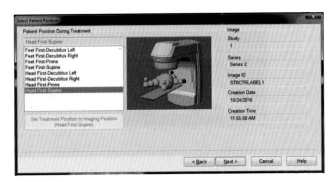

图 3-2-38 选择体位

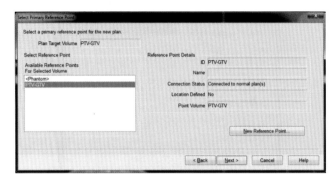

图 3-2-39 设定初始处方点

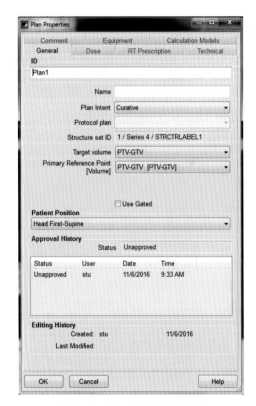

图 3-2-40 新建放疗计划

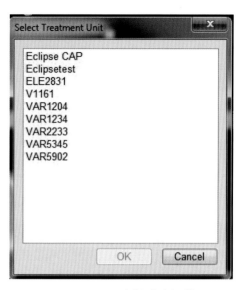

图 3-2-41　选择治疗机器

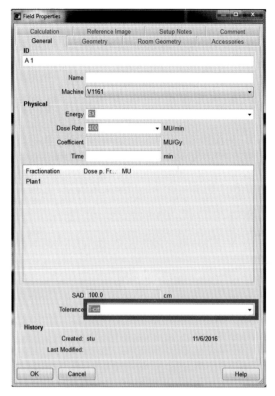

图 3-2-42　新建射野

使用快捷键"F9"添加 9 个照射野，设置照射野角度"Gantry Rtn[deg]"为由 180°/160° 开始的逆时针 40° 空间的等分照射野，修改 X/Y/Z 轴坐标值，设置照射野中心。鼻咽癌调强计划通常将照射野中心与 CT-marker 点确定的中心重合，若下颈靶区过长（中心点至下颈靶区最末层距离超过 19 cm），可考虑适当地将中心点下移（图 3-2-43）。

针对头颈部癌症，为了提高治疗效率，通常会根据照射野的大小调整准直器角度，将铅门的范围固定（只适用头颈部癌症，其他类型的癌症可跳过此步骤）。在右上窗口中右击鼠标，在“Set Beam’s Eye View to”中选择“A1”（图 3-2-44），拉动黄色框架（铅门），调整“Gantry Rtn [deg]”角度，使其在 0° ~ 179° 之间。图中指示靶区 X 轴方向人的红手侧表示优先完全包括在内，并有 3 ~ 5 mm 间隙。0° 时，Field X 左右均分；0° ~ 181° 时，铅门优先的方向与 179° ~ 0° 的相反。注意 Field X 的值不能超过 13.8 cm，而 Y 不能超过 19.8 cm，优化时注意要锁定铅门（图 3-2-45 ~ 图 3-2-46）。

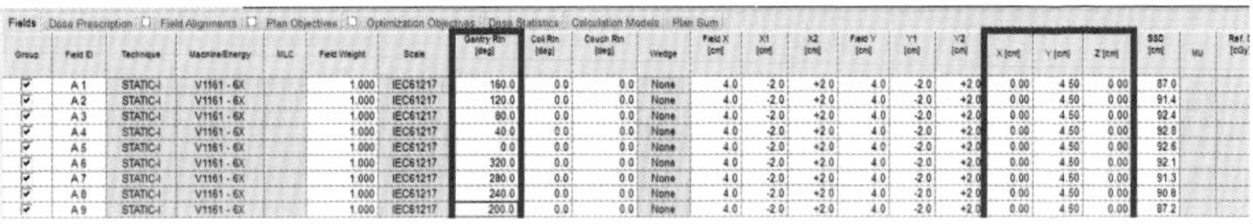


| Group | Field ID | Technique | Machine/Energy | MLC | Field Weight | Scale | Gantry Rtn [deg] | Coll Rtn [deg] | Couch Rtn [deg] | Wedge | Field X [cm] | X1 [cm] | X2 [cm] | Field Y [cm] | Y1 [cm] | Y2 [cm] | X [cm] | Y [cm] | Z [cm] | SSD [cm] | MU | Ref. D [cGy] |
|---|---|---|---|---|---|---|---|---|---|---|---|---|---|---|---|---|---|---|---|---|---|---|
| ✔ | A 1 | STATIC-I | V1161 - 6X | | 1.000 | IEC61217 | 160.0 | 0.0 | 0.0 | None | 4.0 | -2.0 | +2.0 | 4.0 | -2.0 | +2.0 | 0.00 | 4.50 | 0.00 | 87.0 | | |
| ✔ | A 2 | STATIC-I | V1161 - 6X | | 1.000 | IEC61217 | 120.0 | 0.0 | 0.0 | None | 4.0 | -2.0 | +2.0 | 4.0 | -2.0 | +2.0 | 0.00 | 4.50 | 0.00 | 91.4 | | |
| ✔ | A 3 | STATIC-I | V1161 - 6X | | 1.000 | IEC61217 | 80.0 | 0.0 | 0.0 | None | 4.0 | -2.0 | +2.0 | 4.0 | -2.0 | +2.0 | 0.00 | 4.50 | 0.00 | 92.4 | | |
| ✔ | A 4 | STATIC-I | V1161 - 6X | | 1.000 | IEC61217 | 40.0 | 0.0 | 0.0 | None | 4.0 | -2.0 | +2.0 | 4.0 | -2.0 | +2.0 | 0.00 | 4.50 | 0.00 | 92.8 | | |
| ✔ | A 5 | STATIC-I | V1161 - 6X | | 1.000 | IEC61217 | 0.0 | 0.0 | 0.0 | None | 4.0 | -2.0 | +2.0 | 4.0 | -2.0 | +2.0 | 0.00 | 4.50 | 0.00 | 92.6 | | |
| ✔ | A 6 | STATIC-I | V1161 - 6X | | 1.000 | IEC61217 | 320.0 | 0.0 | 0.0 | None | 4.0 | -2.0 | +2.0 | 4.0 | -2.0 | +2.0 | 0.00 | 4.50 | 0.00 | 92.1 | | |
| ✔ | A 7 | STATIC-I | V1161 - 6X | | 1.000 | IEC61217 | 280.0 | 0.0 | 0.0 | None | 4.0 | -2.0 | +2.0 | 4.0 | -2.0 | +2.0 | 0.00 | 4.50 | 0.00 | 91.3 | | |
| ✔ | A 8 | STATIC-I | V1161 - 6X | | 1.000 | IEC61217 | 240.0 | 0.0 | 0.0 | None | 4.0 | -2.0 | +2.0 | 4.0 | -2.0 | +2.0 | 0.00 | 4.50 | 0.00 | 90.8 | | |
| ✔ | A 9 | STATIC-I | V1161 - 6X | | 1.000 | IEC61217 | 200.0 | 0.0 | 0.0 | None | 4.0 | -2.0 | +2.0 | 4.0 | -2.0 | +2.0 | 0.00 | 4.50 | 0.00 | 87.2 | | |

图 3-2-43 鼻咽癌 Gantry 角度及计划中心点的设置

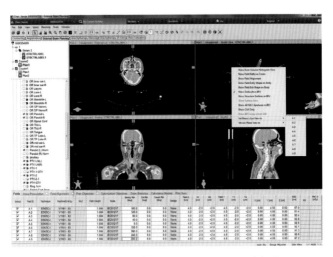

图 3-2-44　选择 Beams eyes View 界面

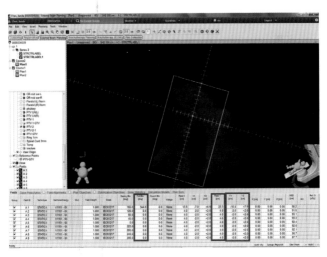

图 3-2-45　鼻咽癌射野铅门的位置设计

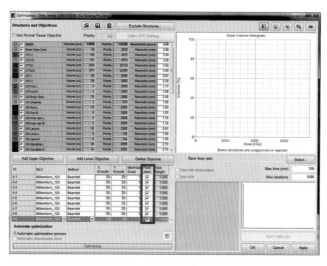

图 3-2-46  锁定铅门

中心点设置完成后单击下方"Dose Prescription"界面，设置放射治疗处方（图 3-2-47）。

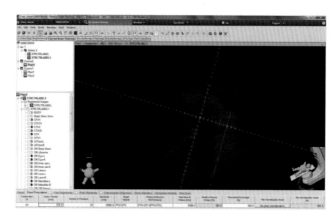

图 3-2-47  设置放射治疗处方

## 七、计划优化

使用快捷键"F7"进入计划优化界面，打开优化模板
"Optimization"，在"Objectives"中选择合适的模板，并将模板
与实际计划中靶区和危及器官相关联，点击"Select"（图 3-2-48 ~
图 3-2-50 ）。

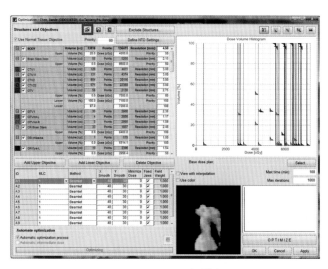

图 3-2-48　添加模板

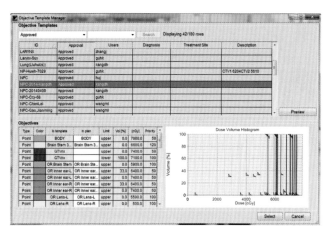

图 3-2-49 优化模板的选择

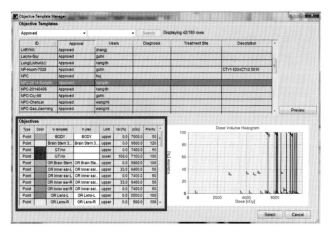

图 3-2-50 优化模块改变优化目标

如果没有合适的模板，可以手动添加优化条件（Eclipse 计划系统中只有"upper"和"lower"两个优化函数，其中"lower"只能用在靶区中，而"upper"在靶区和正常组织中均可用），添加和删除函数如图 3-2-51。

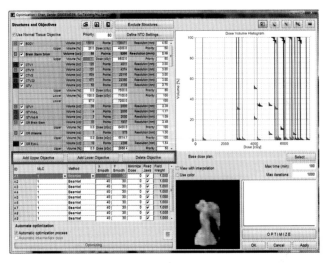

图 3-2-51　手动设置优化目标

如图 3-2-52 所示，优化界面左上方显示给予的靶区 / 危及器官限定条件，右上方显示实际通量图 DVH 曲线，Eclipse 计划系统可根据通量图与设定阈值的符合程度进行实时的限制条件修改；优化界面左下方是各照射野的平滑参数，一般不加以修改；其右方显示的为选中照射野的 BEV 方向的通量图，可彩色显示；右下方显示的是迭代算法计算的靶区 / 危及器官限定阈值和实际值的残差，该曲线趋于水平状态代表残差始终存在，无法进一步

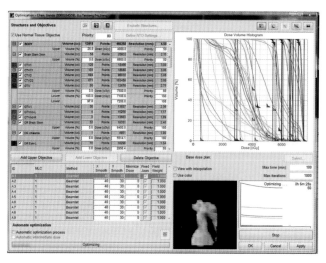

图 3-2-52　优化过程中的优化界面

优化，此时可停止优化。

　　优化结束后单击"OK"可退出优化界面。如果在优化前选择了"Automatic optimization process"，那么治疗计划系统将自动计算优化结果（图 3-2-53）；如果没有，这时我们一般将优化结果保存，然后单击剂量计算按钮"▦"，选择 MLC 调强模式为"Sliding Window"，进行 MLC 运动轨迹和空间剂量的计算（图 3-2-54～图 3-2-55）。

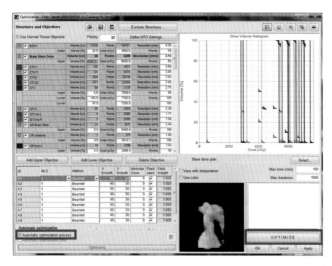

图 3-2-53　设定"Automatic optimization process"界面

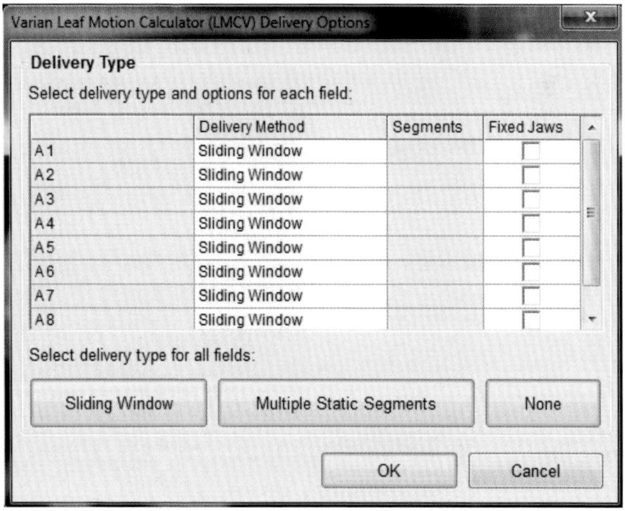

图 3-2-54　选择调强模式

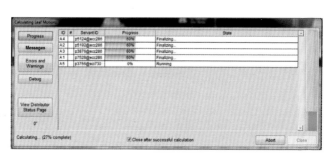

图 3-2-55　计算优化结果

## 八、摆位野的添加

剂量计算完成后，该计划设计已基本完成，仅需添加正 / 侧位摆位野。于任一照射野上点击鼠标右键，选择"New Setup Field from Selected Field"，便可产生基于该计划的摆位野，如"🖊 A 10"；在"Fields"界面下，修改摆位野名称为"SA0"和"SA90/270"，修改摆位野角度为 0° 和 90°/270°；铅门大小为 10 cm × 10 cm（头颈部）或 15 cm × 15 cm（胸腹部）。最后，在修改好参数的摆位野上右键选择"New DRR"，基于骨窗"Bone. dps"产生正 / 侧位DRR 图（图 3-2-56 ~ 图 3-2-59）。

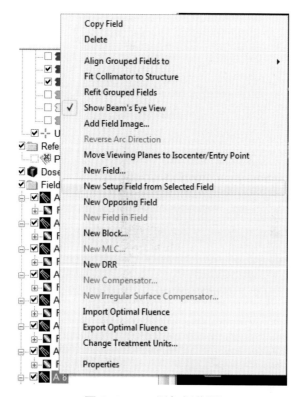

图 3-2-56　添加摆位野

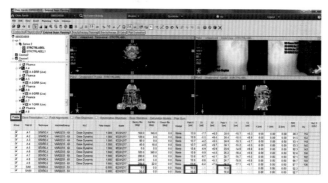

图 3-2-57　摆位野大小及角度的设置

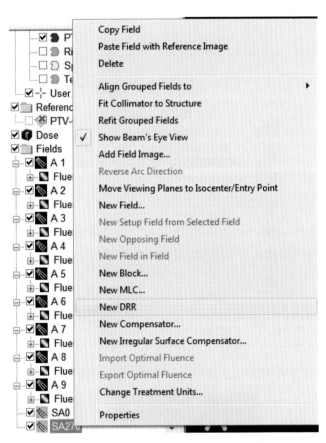

图 3-2-58　摆位野对应 DRR 的添加

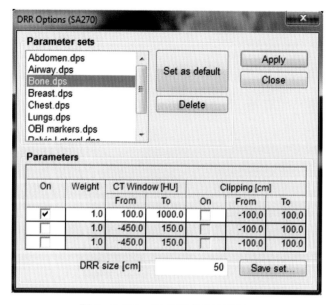

图 3-2-59　摆位野骨窗的添加

# 第三节　Monaco 计划系统的基本步骤与方法

Monaco 是 Elekta 加速器配备的放射治疗计划系统，主要用于放射治疗外照射计划的设计。目前，中山大学肿瘤防治中心共有 5 台 Elekta 直线加速器：ELE2831（1 号机）、ELE1935（8 号机）、ELE1936（5 号机）、ELE1937（6 号机）和 ELE3667（10 号机），其中 1、5、6、8、10 号机可进行常规静态 IMRT 计划设计，5、6、8、10 号机可进行 VMAT 计划设计，10 号机具备 FFF 模式。

## 一、打开患者数据

1.在桌面上点击"Monaco 1"或者"Monaco 2"的图标,并输入账号、密码(图 3-3-1 和图 3-3-2)。

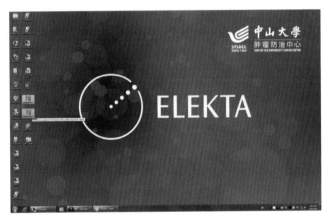

图 3-3-1　选定 Monaco 图标

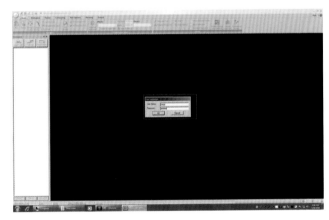

图 3-3-2　输入账号密码

2. 单击左侧"Installation"目录,选择"SYSUCC"子目录(图3-3-3 和图 3-3-4 )。

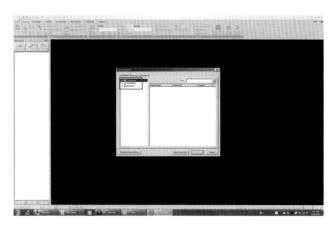

图 3-3-3　查找患者

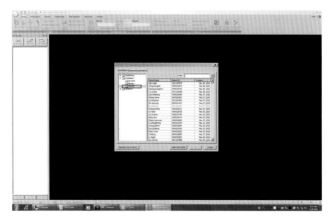

图 3-3-4　查找患者

3.在窗口输入患者ID，并选中患者的记录，单击窗口底部"OK"，打开患者CT影像数据（图3-3-5和图3-3-6）。

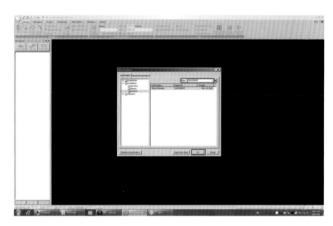

图3-3-5　查找患者

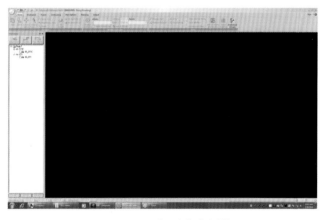

图3-3-6　打开患者图像

## 二、数据检查

1.鼠标选中 CT 图像，并右键单击"Load/Activate"，选中 CT 图像，检查所有勾画的靶区和危及器官是否完整、正常（图 3-3-7 ~ 图 3-3-9 ）。

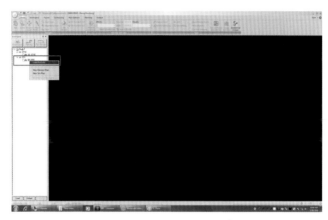

图 3-3-7　打开患者图像

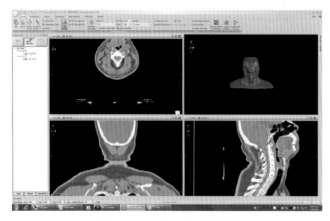

图 3-3-8　打开患者图像

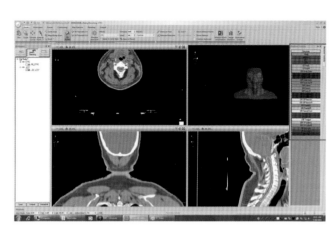

图 3-3-9　打开患者图像

Note：一般带有结构的图像为 CT1 或 4D CT 第二套图像。

## 三、绘制"Body"

1. 点击"Contouring"，在左侧的"Structure"输入"Body"，单击"Delete Structure"，删除原来医生画的"Body"（图 3-3-10）。

2. 再次输入"Body"（准备重新画"Body"）（图 3-3-11）。

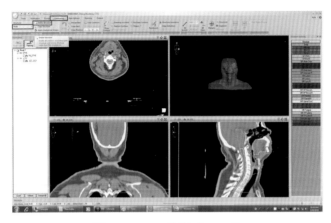

图 3-3-10 绘制"Body"

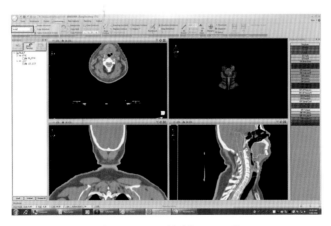

图 3-3-11 绘制"Body"

3. 选择"Threshold"（图 3-3-12 ）。

4. 弹出"Auto Threshold"窗口（图 3-3-13 ）。

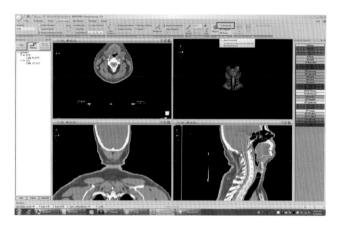

图 3-3-12　绘制"Body"

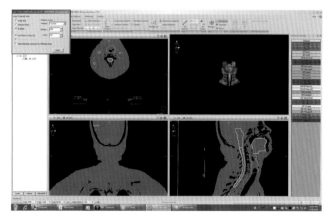

图 3-3-13　绘制"Body"

5. 鼠标右键选择"Pan"或者"Zoom"工具（图 3-3-14 和图 3-3-15）

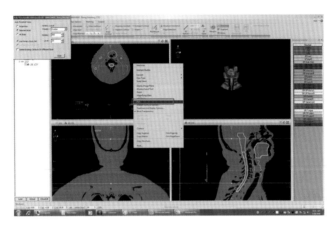

图 3-3-14　绘制"Body"

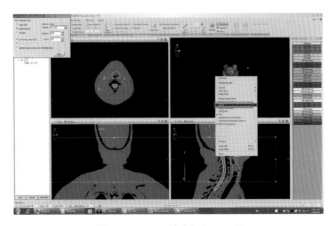

图 3-3-15　绘制"Body"

6. 移动、放大或者缩小 3 个方向的图像，出现完整黄色定位框后（图 3-3-16 ），回到"Auto Threshold"窗口。

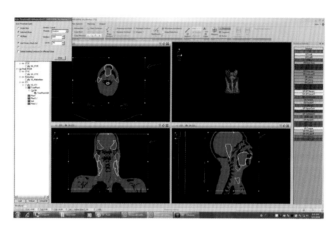

图 3-3-16　绘制"Body"

Note ：通过拖动黄色边角，来调整宽度、高度和厚度，将所有的靶区和危及器官都包括进去。

7. 在"Auto Threshold"窗口，选择"Select Slices"，在"Presets"中选择"Autoskin"，勾选中"Delete Existing Contours On Affected Slices"。在横断面窗口的黄色框内，"Body"外，单击鼠标左键，自动生成皮肤（图 3-3-17 ）。

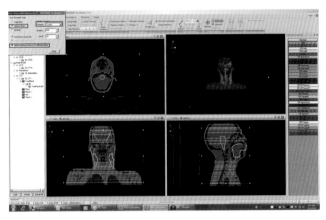

图 3-3-17 绘制"Body"

Note：可在"Auto Threshold"选中"Single Slice"来增加缺失的单层"Body"，最后完成后，点击"Close"关闭窗口（图 3-3-18）。

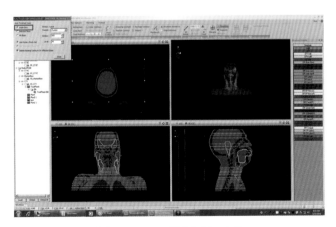

图 3-3-18 绘制"Body"

8.选择"Drawing Assistance"和"Replace Contour"来修改皮肤（图 3-3-19 和图 3-3-20）。

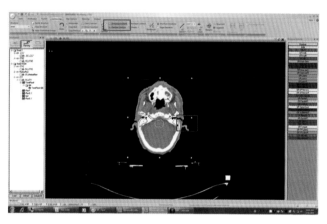

图 3-3-19 修改皮肤

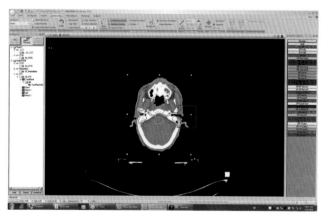

图 3-3-20 修改皮肤

9. 检查是否有垃圾点，点击"EZ Clean" — "Clean body" — "Close"（图 3-3-21 和图 3-3-22）。

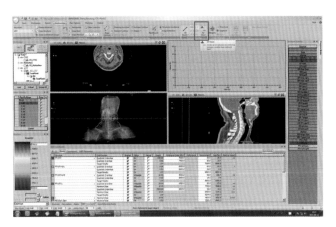

图 3-3-21　清理垃圾点

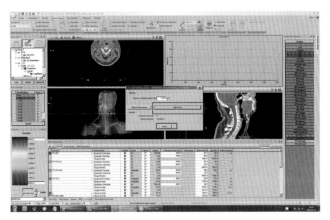

图 3-3-22　清理垃圾点

10. 在左下角的"Structures"的"Contoured"界面中修改皮肤颜色，并将"Internal"改为"External"（图 3-2-23）。

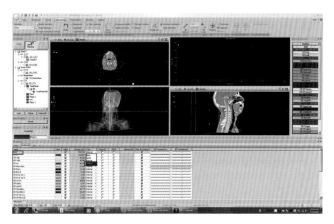

图 3-2-23    编辑皮肤属性

## 四、建立 CT-marker 点

1. 选择"Plan Options"——"Scan and Setup Reference"，弹出"Setup Reference"窗口，在"Scan Reference Point"中，将"Y"设为 0（定位零层面），点击回车键"enter"（图 3-3-24）。

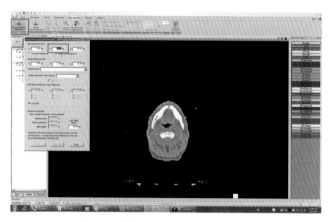

图 3-3-24　建立 CT-marker 点

这时横断面出现 1 个绿色十字线和 3 个白色 CT-marker 点。拖动调整十字线，使 3 个白色 CT-marker 点都在绿色线上，完成零位设定（图 3-3-25）。

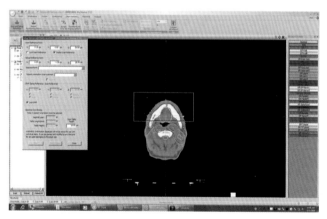

图 3-3-25　建立 CT-marker 点

2.结合图像和四舍五入法则，修改 X 和 Z 值，只保留一位小数（毫米级）（图 3-3-26）。

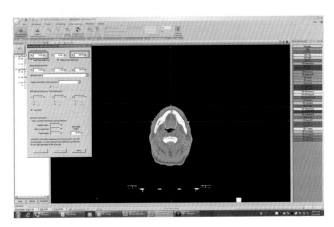

图 3–3–26　建立 CT-marker 点

3.选择"Lock Scan Reference"锁定该点（图 3-3-27）。

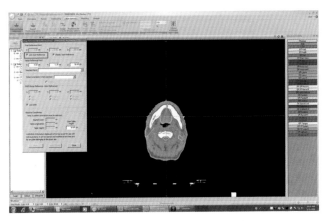

图 3–3–27　锁定 CT-marker 点

4. 点击"Tool"，右击"Interest Points and Markers"（图 3-3-28）。

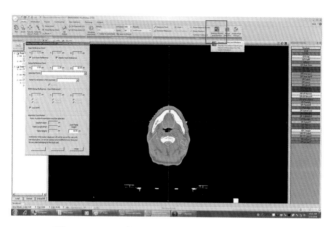

图 3-3-28　标记 CT-marker 点为兴趣点

5. 在弹出的对话框中（图 3-3-29）点击"New Marker"，输入对应零位点坐标（X、Y 和 Z），且描述为 CT-marker，再关闭窗口（图 3-3-30 和图 3-3-31）。

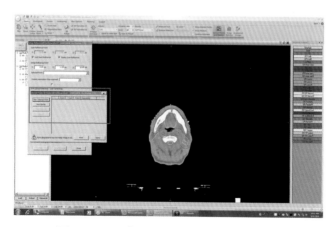

图 3-3-29　标记 CT-marker 点为兴趣点

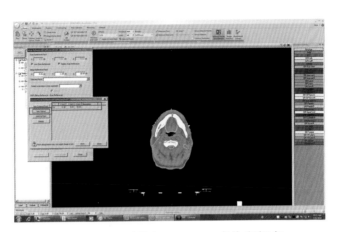

图 3-3-30　标记 CT-marker 点为兴趣点

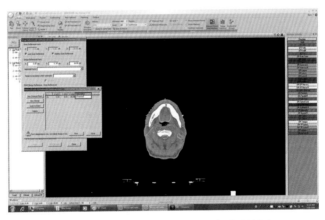

图 3-3-31　标记 CT-marker 点为兴趣点

6.单击"Tool"→"Margin",弹出"Auto Margin"窗口（图
3-3-32 ）。

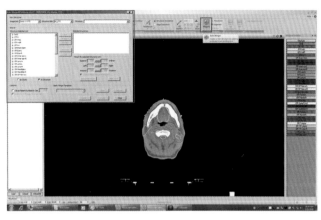

图 3-3-32　靶区扩边

7. 在文本框右上侧"Structure"内输入新命名的靶区（例如：PTV1_Eval、PTV2_Eval），左下侧"Structure Selection List"中选择要扩边的靶区，点击"Add"加进右边"Selection Structures"，然后在右下侧输入扩边的大小，最后选择"Create"创建（图 3-3-33 和图 3-3-34）。

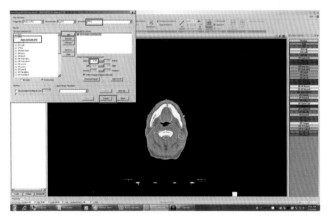

图 3-3-33　靶区扩边

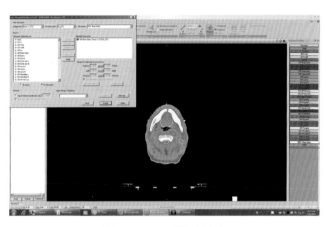

图 3-3-34  靶区扩边

Note：其他 OAR 可类似操作。

## 五、建立新计划

1. 鼠标选中 CT 图像，右键"New Monaco Plan"，并保存前序所有操作（图 3-3-35 和图 3-3-36）。

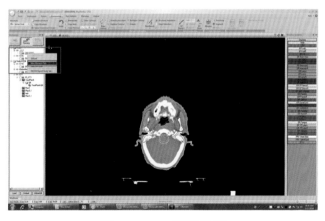

图 3-3-35  新建计划

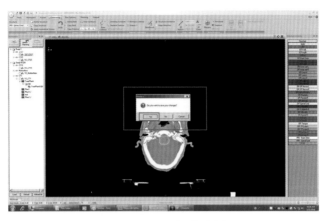

图 3-3-36　新建计划

2.弹出窗口，在"Name"中输入计划名字（如：Plan1），在"Delivery"中选择对应的放射治疗技术，并选择对应计划模板（图 3-3-37）。

3.在"Treatment Unit"中选择对应机器，在"Energy"中选择对应能量，在"Isocenter Location"中选择计划中心（如：Center of PTV2）（图 3-3-37），结合靶区、危及器官，将最终计划中心点调整至合适位置，并取整（详见 77 页，七、修改计划中心点）。

4. 单击"OK"（图 3-3-37）。

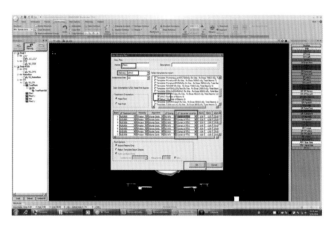

图 3-3-37 新建计划

## 六、处方剂量

选择左下角的"Prescription"设置处方剂量，逐项输入总剂量、次数、分次剂量，并按医生处方逐一核对（图 3-3-38）。

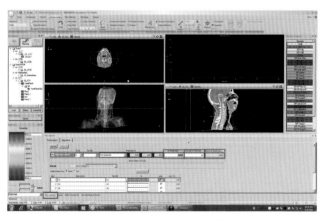

图 3-3-38 输入处方剂量

## 七、修改计划中心点

1. 打开"Scan and Setup Reference"窗口和"Beams"窗口，调整移床参数。

2. 将"CT-marker"与"Plan"的 ISO 空间位置关系（X、Y、Z）取整（只有一位小数）。

3. 将"Setup Reference Point"跟"Beams"中的"Isocenter Location"输入一样的数值，自动关联（图 3-3-39）。

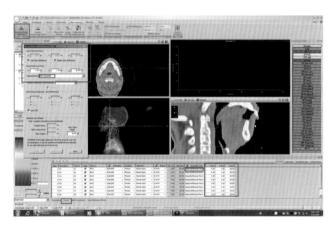

图 3-3-39　确定射野中心

## 八、输入计划函数

1. 点击"IMRT Constraints"，结合计划实际情况，选择

"Pareto"（靶区优先）模式或"Constrained"（危及器官优先）模式（图 3-3-40 和图 3-3-41）。

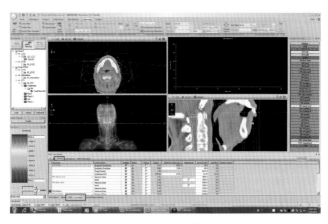

图 3-3-40　函数编辑

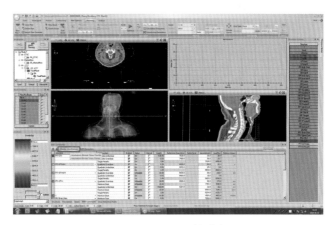

图 3-3-41　函数编辑

2. 在"Structure"下，选择对应的靶区、危及器官，逐一匹配医生所画的结构名。

Note：单击窗口下的"Click to add new structure"可添加结构；右键选择"Remove Structure"可删除不需要的结构（图 3-3-42 和图 3-3-43）。

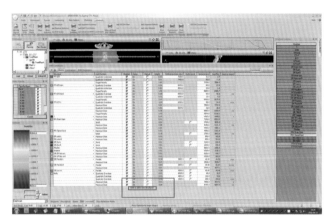

图 3-3-42　函数编辑

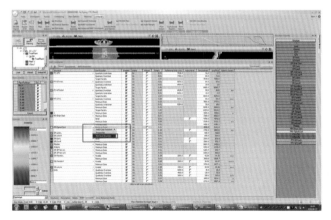

图 3-3-43　函数编辑

根据靶区、OAR 的位置关系，以及医生计划申请单的优先级要求，上下调整"Structure"的优先顺序（点击向上的符号）（图 3-3-44）。

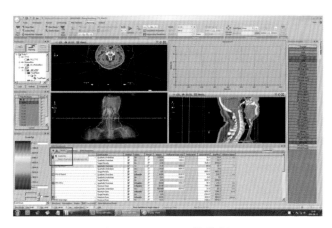

图 3-3-44 函数编辑

结果如下（图 3-3-45）：

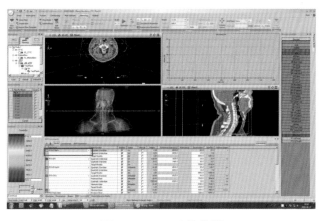

图 3-3-45 函数编辑

同理，向下移动就点击向下的箭头（图 3-3-46）。

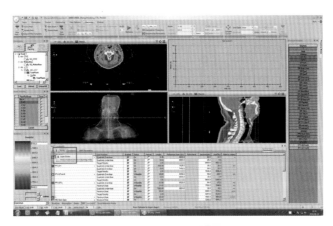

图 3-3-46　函数编辑

3. 在"Structure"下，右键选择"Add Cost Function"添加所需函数（图 3-3-47）。

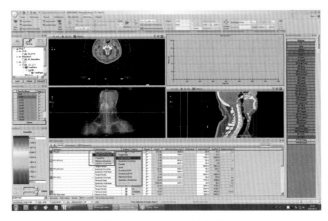

图 3-3-47　函数编辑

5. 在"Cost Function"下右击可选择删除对应函数（图 3-3-48）。

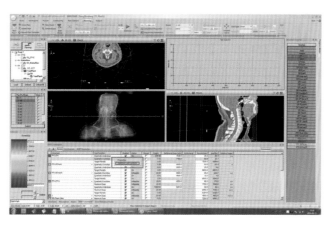

图 3-3-48 函数编辑

6. 添加函数后，光标放在函数上，右键选择编辑函数参数的窗口，输入、修改对应的参数（关于函数的详细内容介绍，可参阅说明）（图 3-3-49）。

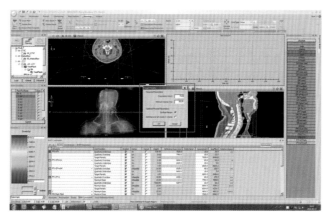

图 3-3-49 函数编辑

## 九、输入背景参数

1. 点击"IMRT Parameters"输入相应参数（图 3-3-50），点击"OK"后返回主界面（图 3-3-51）。

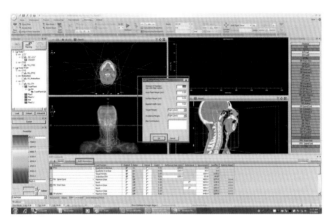

图 3-3-50 背景参数编辑

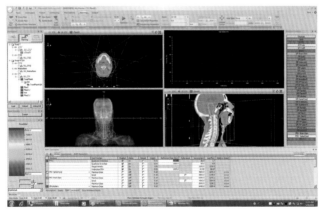

图 3-3-51 背景参数编辑

2 点击"Planning"－"Calculation Properties"输入相应参数（图 3-3-52 和图 3-3-53）。

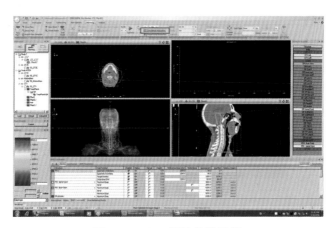

图 3-3-52　背景参数编辑

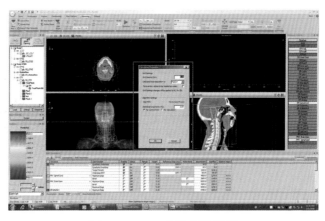

图 3-3-53　背景参数编辑

3 点击"Planning"-"Sequencing Parameter"输入相应参数（图 3-3-54 和图 3-3-55 ）。

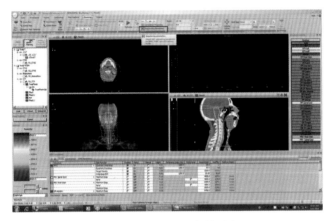

图 3-3-54 背景参数编辑

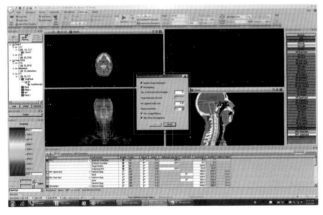

图 3-3-55 背景参数编辑

## 十、计划计算

1. 点击"Planning"–"Optimize"进行第一步计划计算（图 3-3-56）。

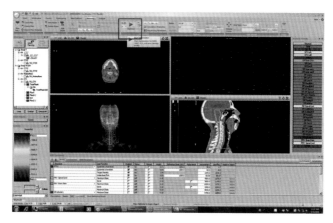

图 3-3-56　计划计算

2. 第一步结束后，根据计算结果及反馈值，修改计划（在 DVH 窗口，点击右键选择"Statistics"，然后输入相应数据查看结果）（图 3-3-57 和图 3-3-58）。

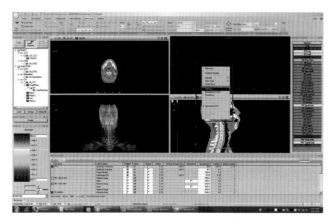

图 3-3-57　修改计划函数

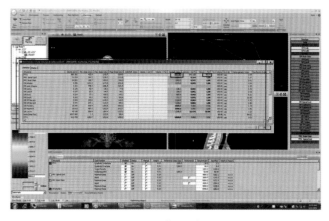

图 3-3-58　修改计划函数

修改后继续运行第一步，成功后进行第二步优化（图 3-3-59
和图 3-3-60）。

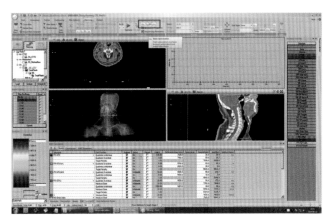

图 3-3-59  重新计算计划

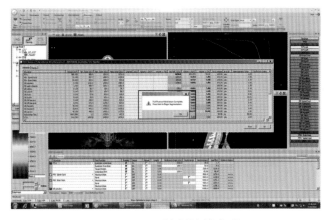

图 3-3-60  计划计算完成

4.第二步成功后，可进行计划评价，并进行微调；否则，重复第二步直至计划设计成功。

# 第四节　TOMO 计划系统设计的方法

本节作为一个小结来单独说明，主要原因是 TOMO 计划系统为放射治疗提供了一整套完整的解决方案，已经形成了一个小的影像归档和通信系统（picture archiving and communication systems，PACS）。

## 一、TOMO 计划系统的历史

1994 年，在临床应用中出现最早的调强放射治疗技术：NOMOS PEACOCK system（first patient treated in 1994 at The Methodist Hospital，Houston，TX，USA）[33]。NOMOS 的调强放射治疗方案包括硬件 MiMiC 外挂式气动多叶准直器（MLC）和 CORVUS 计划系统。采用步进式进床技术，加速器做弧形旋转动作，完成断层治疗技术。这个是最早的 IMRT 技术也是 TOMO 技术。然而，这个技术的致命弱点是效率低，速度太慢，治疗一位（T2N2M0）鼻咽癌患者时，只治疗上颈段的时间约为 12 分钟。另外一个缺点是剂量分布不均匀，但它是第一个调强治疗系统，也是第一个 TOMO Therapy 技术。随着直线加速器马达驱动 MLC 技术不断发展和成熟，以及各种计划系统的发展，使用加速器内置 MLC 调强技术已经日趋成熟。此种技术的特点是采用大的照射野，每一个照射野的射野方向观（BEV）完全覆盖计划靶区（PTV），在射野内使用 MLC 来进行照射时间的调控。一般采用 5~9 野进行等间距或者非等间距共面照射。

Thomas Rockwell Mackie 曾经做立体定向放射治疗算法研究，主要的算法是卷积叠加算法（convolution superposition）。当时在他们的实验室里有一台西门子公司生产的 CT，他们将一个小型加速管放在 CT 的臂架上面，最终做出了 TOMO Therapy 的机器。

## 二、TOMO 计划系统使用的算法

调强技术需要通量优化、叶片序列优化算法以及剂量计算。TOMO 计划系统使用的是 NVBB 优化算法，剂量计算是卷积叠加算法。NVBB 其实只是一种优化算法，大部分的 IMRT 计划系统都要使用一些算法，比如基于体积直方图（DVH）的优化算法等。算法的原则是构造一个损失函数，这个函数应是一个凸函数。凸函数一般都是光滑连续可导，这样一个凸函数的最小值可以证明是全局最小值。

$$\text{公式 1} \quad d_i = \sum_{j=1}^{n} a_{ij}x_{j,} \; i=1, 2......m$$

$$\text{公式 2} \quad \text{argmin}_i = \sum_{i=1}^{n} \left( \frac{d_i - d_k}{d_k} \right)^2 m_i$$
$$s.t.$$

公式 1 是计算每一个像素的剂量，$a_{ij}$ 是每一个 Beamlet 的权重，$x_j$ 是 Beamlet 的剂量。公式 2 是一个构造好的凸函数，用来优化器官的剂量。$d_i$ 是每一个像素的剂量，$d_k$ 是目标剂量。另外还有一些约束条件 s.t.。如果约束条件越多，求解的过程耗时就会越多。优化凸函数的方法有很多种，例如梯度下降法、牛顿法、模拟退火法等。

## 三、TOMO 计划系统中的技巧

### （一）优化之前靶区结构处理

TOMO 计划系统的靶区勾划功能不是很强，因此大部分放射治疗中心都是采用第三方计划系统或者是医生工作站完成前期的影像融合靶区自动勾划等工作。使用 DICOM 3.0 协议将勾划好的结构和其中平扫 CT 图像通过网络导入到 TOMO 计划系统中。

一个画好靶区和危及器官的序列图像，在进行优化之前要做必要的结构之间的逻辑处理。不同计划系统的要求不一样，对于 TOMO 计划系统，因为存在结构优先级，所以当优先级高的结构同优先级低的结构存在交叉或者覆盖时，优先级低的结构自然减去被优先级高的结构覆盖的部分。

### （二）射野宽度的选择原则

在 TOMO 计划系统中，存在很多参数，这些参数的设置有一些技巧。首先是使用照射野的宽度，对于固定射野宽度的机器，一般选择 2.51 cm 的宽度比较合适。如果选择 5.05 cm 的宽度，在头脚方向会存在过多的照射剂量；如果选择 1.05 cm 的射野宽度，虽然头脚方向照射剂量可以很小，但是总体的照射时间会变得很长，效率很差。射野宽度的选择对照射时间有重要的影响，射野宽度越小，照射的时间就越长。因此，选择 2.51 cm 的射野宽度，既考虑到了头脚方向的多余剂量，同时也兼顾到了照射时间。

### （三）计算网格的选择

TOMO 计 划 系 统 中 的 计 算 网 格 有 3 种："Coarse"（ 0.936 cm × 0.936 cm ），"Normal"（ 0.468 cm × 0.468 cm ）和"Fine"（ 0.234 cm × 0.234 cm ）。3 种网格的选取对剂量的精度有一定的影响，同时从图 3-4-1 中可以看到，DVH 曲线的光滑度不一样，一般情况下，选择"Fine"。计算网格的选取对治疗时间的影响不大，如表 3-4-1 所示。

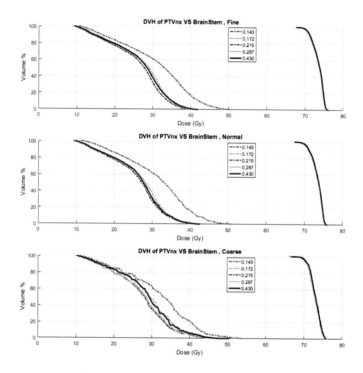

图 3-4-1　不同螺距（Pitch）值对 PTVnx 和 Brain Stem 剂量的影响

**（四）螺距的选择**

TOMO 螺距（pitch）的选择可以按照文献中的建议[34]，螺距的选择为 0.86/$n$（$n=1$，2，3，4，5）。Pitch 的最小值为 0.1；然而，对于鼻咽癌计划，一般情况下，Pitch≥0.215。根据图 3-4-1，对于 PTV，不同的 Pitch 值的影响比较微小，但是对于正常的器官 Brain Stem 来说，应该避免使用小的 Pitch 值。

表 3-4-1　TOMO 计划系统各种参数的选取对照表

| TOMO Parameters | | | | |
|---|---|---|---|---|
| 处方：70Gy/30 | | V97=100% | | MF（Modulate Factor）=3.8 |
| | | | | |
| Fine（0.195cm × 0.195cm） | | | | |
| Pitch | Duration Time（总时间）min | | 实际 MF | Gantry period（每圈时间）s |
| 0 | 13 | | 3 | 12 |
| 0 | 11 | | 3 | 12 |
| 0 | 11 | | 3 | 15 |
| 0 | 11 | | 3 | 20 |
| 0 | 11 | | 4 | 30 |
| | | | | |
| | | | | |

（续表）

| Normal（0.39cm × 0.39cm） | | | | |
|---|---|---|---|---|
| Pitch | Duration Time（总时间）min | | 实际MF | Gantry period（每圈时间）s |
| 0 | 13 | | 3 | 12 |
| 0 | 11 | | 3 | 12 |
| 0 | 12 | | 3 | 16 |
| 0 | 12 | | 3 | 21 |
| 0 | 11 | | 3 | 31 |
| | | | | |
| Coarse（0.78cm × 0.78cm） | | | | |
| Pitch | Duration Time（总时间）min | | 实际MF | Gantry period（每圈时间）s |
| 0 | 13 | | 3 | 12 |
| 0 | 12 | | 3 | 13 |
| 0 | 12 | | 3 | 16 |
| 0 | 12 | | 3 | 21 |
| 0 | 12 | | 3 | 32 |

## （五）关于 TOMO 单圈时间应该在 20～30 秒附近的调整方法

TOMO 的金标准是要求每圈的时间最好在 20～30 s 之间，因此对于不同的处方就有不同的方法。我们采用 2 Gy、4 Gy 和 8 Gy 的处方进行试验，随着处方剂量的增加，要向着 Pitch 值小的方向调整。在 Pitch 值的选择中，一定要估算好每圈的时间，尽量在 20～30 s 之间，如果时间过少，则系统会自动补充到每圈

12 s，这样总的照射时间就会增加。如果超过 60 s，系统则会无法计算，提示异常，见表 3-4-2。

表 3-4-2　不同单次处方剂量对时间的影响

|  | 秒／圈 | 总时间（min） | Pitch | MF |
|---|---|---|---|---|
| 2 Gy/Mf = 3.0 | 12 | 10.4 | 0.143 | 2.336 |
|  | 12 | 8.7 | 0.172 | 2.464 |
|  | 12 | 6.9 | 0.215 | 2.545 |
|  | 13 | 5.4 | 0.287 | 2.638 |
|  | 20 | 5.8 | 0.430 | 2.733 |
|  |  |  |  |  |
| 4 Gy/Mf = 3.0 | 13 | 11.3 | 0.143 |  |
|  | 16 | 11.5 | 0.172 |  |
|  | 20 | 11.5 | 0.215 |  |
|  | 26 | 11.2 | 0.287 | 2.770 |
|  | 39 | 11.2 | 0.430 | 2.831 |
|  |  |  |  |  |
| 8 Gy/Mf = 3.0 | 26 | 22.4 | 0.143 |  |
|  | 31 | 22.1 | 0.172 |  |
|  | 39 | 22.2 | 0.215 |  |
|  | 52 | 22.3 | 0.287 | 2.864 |
|  | ／ | 21.5 | 0.430 |  |

### （六）关于调强因子（MF）的选择

MF 的选择，要根据计划的难易程度。如果靶区同危及器官距离比较近，同时既要保护好危及器官又要保证靶区的剂量，这个时候 MF 数值就要大一些，可以选择为 3 ~ 4 之间的数值，但是不要超过 4。如果计划的难度比较小，那么就选择小一点的 MF。MF 的大小会对总的治疗时间产生影响，MF 越大，治疗时间就越长，见表 3-4-3。

表 3-4-3　调强因子（MF）的选择

| Normal（0.39cm ×0.39cm） | | Pitch=0.430 | | |
|---|---|---|---|---|
| MF | Duration Time（总时间）min | | 实际 MF | Gantry period（每圈时间）s |
| 4 | 11 | | 3 | 31 |
| 3 | 9 | | 3 | 25 |
| 3 | 8 | | 2 | 21 |
| 2 | 6 | | 2 | 17 |

# 第四章　鼻咽癌放射治疗计划的评估

治疗计划的评价应该包括断层面剂量分布、DVH 曲线和 BEV 图等工具，医师可以从以下 3 个方面评价[35]：

1. 危及器官的受照量，串行器官最大限量。

2. 靶区周边剂量线适合靶区边缘的程度，即剂量分布的适形度。

3. 靶区内剂量分布的均匀度。

此外，对于鼻咽癌这种对放射治疗技术要求最为复杂的头颈部肿瘤，制订 IMRT 计划时，有许多物理参数会影响剂量分布。物理师还可以将适形指数和均匀指数作为评估计划标准之一。

## 一、剂量体积直方图

DVH 曲线图的原理，是将单元格的数目统计出来后作图，其纵轴（Y 轴）代表体积或体积的百分比，该体积接受的剂量等于或大于 Y 轴标明的剂量。纵轴（Y 轴）上任一数值都通过相应的 DVH 上该剂量和右边的体元数目相加。

注意，因为所有的体积都接受了照射的剂量，所以第一个剂量盒（剂量起点）的体积等于该结构的全部体积，最后一个剂量盒的体积等于接受最大剂量的剂量盒的体积。

## 二、靶区剂量分布

针对靶区，实际操作中很难达到 100% 体积达到处方剂量，95% 的体积即可。

靶区剂量不是越高越好，不要超过处方剂量的 110%。皮表的不均、空腔的存在、密度相差过大等等，均易造成过高的剂量。其中，中国鼻咽癌临床分期工作委员会就鼻咽癌调强放射治疗靶区及剂量设计指引达成专家共识[36]，参考肿瘤放射治疗组 RTOG 0615 的要求如下（表 4-1）：

表 4-1　肿瘤放射治疗组 RTOG 0615 的要求

| PTV | No Variation | Minor Variation |
|---|---|---|
| $PTV_{70}$ | 1. 95% of any $PTV_{70}$ is at or above 70 Gy<br>2. 99% of $PTV_{70}$ is at or above 65.1 Gy<br>3. No more than 20% of $PTV_{70}$ is at or above 77 Gy<br>4. No more than 5% of $PTV_{70}$ is at or above 80 Gy<br>5. Mean dose ≤ 74 Gy | 1. 95% of $PTV_{70}$ is at or above 70 Gy<br>2. 97% of $PTV_{70}$ is at or above 65.1Gy<br>3. No more than 40% of $PTV_{70}$ is at or above 77 Gy<br>4. No more than 20% of $PTV_{70}$ is at or above 80 Gy<br>5. Mean dose ≤ 76 Gy |
| $PTV_{63}$ (if applicable) | 1. 95% of any $PTV_{63}$ is at or above 63 Gy<br>2. 99% of $PTV_{63}$ is at or above 58.6 Gy<br>3. No more than 20% of $PTV_{63}$ is at or above 77 Gy<br>4. No more than 5% of $PTV_{63}$ is at or above 80 Gy | 1. 95% of any $PTV_{63}$ is at or above 58.6 Gy<br>2. No more than 40% of $PTV_{63}$ is at or above 77 Gy<br>3. No more than 20% of $PTV_{63}$ is at or above 80 Gy |
| $PTV_{59.4}$ | 1. 95% of any $PTV_{59.4}$ is at or above 59.4 Gy<br>2. 99% of $PTV_{59.4}$ is at or above 55.2 Gy<br>3. No more than 20% of $PTV_{59.4}$ is at or above 77 Gy<br>4. No more than 5% of $PTV_{59.4}$ is at or above 80 Gy | 1. 95% of $PTV_{59.4}$ is at or above 55.2 Gy<br>2. No more than 40% of $PTV_{59.4}$ is at or above 77 Gy<br>3. No more than 20% of $PTV_{59.4}$ is at or above 80 Gy |

（续表）

| PTV₅₄ (*if applicable*) | 1. 95% of any PTV₅₄ is at or above 54 Gy<br>2. 99% of PTV₅₄ is at or above 50.2 Gy<br>3. No more than 20% of PTV₅₄ is at or above 65.3 Gy<br>4. No more than 5% of PTV₅₄ is at or above 68.3 Gy | 1. 95% of PTV₅₄ is at or above 50.2 Gy<br>2. No more than 40% of PTV₅₄ is at or above 65.3 Gy<br>3. No more than 20% of PTV₅₄ is at or above 68.3 Gy |

## 三、各危及器官剂量指标

危及器官某个点的剂量无意义，一般至少要求 2% 体积受到照射的剂量。

串行危及器官（如：脊髓、晶体），看最高点，即 2% 体积所受剂量；并行危及器官（如：肺），看 V5、V20、V30。

有文献根据 RTOG 0615 总结靶区和危及器官剂量限制，其中 RTOG 0615 原文要求如下（表 4-2 和表 4-3）[39]：

表 4-2　RTOG 0615 要求靶区剂量限制

| Structure | true structure constraint | PRV constraint |
|---|---|---|
| Brainstem | 54 Gy max dose | no more than 1% to exceed 60 Gy |
| Spinal Cord | 45 Gy max dose | no more than 1% to exceed 50 Gy |
| Optic Nerves, Chiasm | 50 Gy max dose | 54 Gy max dose |
| Mandible, TM joint | 70 Gy, if not possible then no more than 1cc to exceed 75 Gy | |
| Brachial Plexus | 66 Gy max dose | |

表 4-3　RTOG 0615 要求危及器官剂量限制

| Oral cavity (excluding PTV's) | Mean dose less than 40 Gy |
|---|---|
| Each cochlea | No more than 5% receives 55 Gy or more |
| Eyes | Max dose less than 50 Gy |
| Lens | Max dose less than 25 Gy |
| Glottic Larynx | Mean dose less than 45 Gy |
| Esophagus, Postcricoid pharynx | Mean dose less than 45 Gy |

# 第五章 复发鼻咽癌放射治疗计划设计的经验

传统放射治疗效果不佳的一个主要原因是剂量分布的适形性差，或由于照射剂量不足导致肿瘤局部控制率低，或因给予高剂量照射引发严重放射毒性反应。近年来，放射治疗技术不断进步，对鼻咽癌的疗效也不断提高，其可能的主要因素有：

1.对鼻咽癌生物学行为有进一步认识。

2.影像学的发展清楚揭示原发肿瘤及外侵范围、淋巴结转移区域。

3.放射治疗设备不断更新，使射野与剂量分布更符合放射物理原则。

4.放射分割方法与分次剂量的调整，符合放射生物原则。

5.进行放射治疗与化学治疗（或必要的外科手术）有机结合的综合治疗。

有文献探讨了 20 年来鼻咽癌放射治疗疗效全面提高的原因，得出"应用 CT 及面颈联合野和合理提高剂量可改善 NPC 放射治疗疗效"[40]。但是，局部复发鼻咽癌的治疗对放射肿瘤学家而言是一项挑战。再程放射治疗虽然仍是治疗复发鼻咽癌的主要手段，但是，相关的有效临床资料十分缺乏。

有文献就近年来有关复发鼻咽癌治疗的研究进行综述，对其复发因素和诊断的临床特征、不同的放射治疗手段（如常规放射治疗、立体定向放射治疗、近距离治疗、三维适形放射治疗、调强放射治疗或几种手段的综合治疗）的现状做了综述[41]。而且，对于复发鼻咽癌患者，VMAT 的计划临床靶区平均剂量、适形性和均匀性优于 IMRT，可以缩短机器跳数；但在正常组织保护方面，VMAT 的优势不是特别明显[42]。

将来，鼻咽癌的治疗将从传统的单一治疗演变为现代的多学科和多技术治疗，对鼻咽癌生物学行为的精准认识会使对转移和复发的鼻咽癌从姑息治疗转变为根治性治疗。

# 参考文献

[1] 胡逸民, 谷铣之. 适形放射治疗——肿瘤放射治疗新技术进展. 齐鲁肿瘤杂志, 1998, 5(4): 243-245.

[2] 于金明, 李宝生. 调强放射治疗的临床应用现状与存在的问题. 中华肿瘤杂志, 2005, 27(3): 188-190.

[3] 于金明, 李宝生. 调强放射治疗研究进展. 中华放射肿瘤学杂志, 2001, 10(4): 279-282.

[4] Otto, K. Volumetric modulated arc therapy: IMRT in a single gantry arc. Medical Physics, 2008, 35 (1): 310-317.

[5] 陈波, 高黎, 徐国镇. 调强放射治疗在初治鼻咽癌中的临床应用现状. 中华放射肿瘤学杂志, 2008, 17(2): 140-148.

[6] 赵充, 韩非, 卢丽霞, 等. 调强适形放射治疗对局部晚期鼻咽癌的临床疗效. Chinese Journal of Cancer, 2004, 23(S1): 1532-1537.

[7] 李宝生, 于金明, 卢洁, 等. 加速调强放射治疗治疗鼻咽癌的初步临床分析. 中华放射肿瘤学杂志, 2002, 11(3): 194-195.

[8] Caprile P F, Venencia C D, Besa, P. Comparison between measured and calculated dynamic wedge dose distributions using the anisotropic analytic algorithm and pencil-beam convolution. Journal of Applied Clinical Medical Physics, 2007, 8 (1): 47-54.

[9] Fippel M. Fast Monte Carlo dose calculation for photon beams based on the VMC electron algorithm. Medical Physics, 1999, 26 (8): 1466-1475.

[10] 杨海燕, 王军良, 周振山, 等. AAA算法和PBC算法在鼻咽癌调强放疗中剂量分布的比较. 中国医学物理学杂志, 2013, 30(04): 4245-4247, 4277.

[11] 陆佳扬, 张基永, 张武哲, 等. Acuros XB与AAA算法在鼻咽癌VMAT计划验证中的差异. 中国老年学杂志, 2015, 35(14): 3909-3911.

[12] 邢晓汾, 崔桐, 郑旭亮, 等. 两种治疗计划系统三种算法对EDW模型准确性比较. 中华放射肿瘤学杂志, 2012, 21 (5): 468-470.

[13] 陈旎, 张九堂, 刘义保, 等. XVMC算法和PB算法在非小细胞肺癌调强放疗中的剂量学比较. 肿瘤学杂志, 2016, 22 (3): 188-193.

[14] 张玉海, 李月敏, 夏火生, 等. 肺癌调强放疗计划AAA算法与PBC算法比较研究. 中华放射肿瘤学杂志, 2013, 22 (3): 250-252.

[15] 刘吉平, 王彬冰, 杨静, 等. 蒙卡剂量算法(XVMC)在胸部肿瘤调强放射治疗计划设计中的临床价值. 中国医学物理学杂志, 2010, 27 (5): 2087-2089.

[16] 张富利, 王军良, 盛洪国, 等. PBC算法与AAA算法在肺癌调强放疗中的剂量学比较. 中国医学物理学杂志, 2011, 28 (3): 2588-2590.

[17] 谭丽娜, 石梅, 柴广金, 等. 食管癌调强放疗计划中AAA算法与PBC算法的对比研究. 中国医学物理学杂志, 2012, 29 (1): 3093-3095.

[18] 花威, 李军, 陈婷婷, 等. 各向异性分析算法和光子笔形束卷积算法在食管癌放射治疗中的剂量学比较. 生物医学工程与临床, 2013, (4): 359-362.

[19] 迟子锋, 韩春, 刘丹, 等. 基于蒙特卡罗方法评估四种治疗计划系统对前列腺癌调强放疗的计划质量. 中华放射肿瘤学杂志, 2011, 20 (3): 222-225.

[20] 宋佳玲, 赵艳群, 肖明勇, 等. PB算法与XVMC算法在肺癌和宫颈癌中的剂量学对比. 实用医学杂志, 2015, (9): 1467-1469.

[21] 马长升, 尹勇, 刘同海, 等. AAA算法与PBC算法在乳腺癌调强放疗计划中的比较研究. 中华放射肿瘤学杂志, 2010, 19 (5): 424-425.

[22] 吕晓平, 张艺宝, 吴昊, 等. Acuros XB、各向异性解析算法与蒙特卡罗算法在非均匀组织中剂量计算准确性对比研究. 中国医学物理学杂志, 2016, (4): 348-352.

[23] 周正东, 宋威. CollapsedCone光子束剂量计算方法研究. 中国生物医学工程学报, 2011, 30 (6): 909-913.

[24] 潘建基, Ng, W. T., 宗井凤, 等. 基于 IMRT 时代的第八版 AJCC/UICC鼻咽癌临床分期建议. 中华放射肿瘤学杂志, 2016, (3): 197-206.

[25] 林少俊, 潘建基, 郭巧娟. 鼻咽癌临床靶区定义. 中国癌症杂志, 2011, 12 (12): 913-919.

[26] 朱苏雨, 胡炳强. 鼻咽癌调强放疗靶区描绘和设定及剂量分配的现状. 中国肿瘤临床, 2008, 35 (3): 173-177.

[27] 易俊林, 高黎, 徐国镇, 等. 鼻咽癌调强放射治疗靶区勾画-中国医学科学院肿瘤医院经验总结. 肿瘤预防与治疗, 2011, 24 (3): 157-163.

[28] 杜国波, 蒋利华, 郭飞, 等. ABAS软件自动勾画技术在鼻咽癌调强放疗中

的应用研究. 中华放射肿瘤学杂志, 2014, 23 (1): 63-64.

[29] 蒋晓芹, 段宝风, 艾平, 等. 基于图谱库的自动轮廓勾画软件(ABAS)在鼻咽癌调强放疗中的应用. 中国医学物理学杂志, 2013, (2): 3997-4000.

[30] 彭应林, 游雁, 韩非, 等. ABAS软件勾画OAR临床前测试重要性研究. 中华放射肿瘤学杂志, 2016, 25 (6): 609-614.

[31] 孙文钊, 胡江, 黄思娟, 等. 四种治疗计划系统中靶区边界外扩算法应用的比较研究. 中国医学物理学杂志, 2013, 30 (5): 4369-4372.

[32] Bedford J L, Khoo V S, Oldham M, et al. A comparison of coplanar four-field techniques for conformal radiotherapy of the prostate. Radiotherapy & Oncology, 1999, 51 (3): 225-235.

[33] Mackie T R, Balog J, Ruchala K, et al. Tomotherapy. Seminars in Radiation Oncology, 1999, 9 (1): 108-117.

[34] Kissick M W, Fenwick J, James J A, et al. The helical tomotherapy thread effect. Medical Physics, 2005, 32 (5): 1414-1423.

[35] 吴丽丽, 林珠, 陆佳扬. Pinnacle放疗计划系统的计划设计规范及流程质控. 医药前沿, 2013, (16): 362-363.

[36] 中国鼻咽癌临床分期工作委员会. 2010鼻咽癌调强放疗靶区及剂量设计指引专家共识. 中华放射肿瘤学杂志, 2011, 20 (4): 267-269.

[37] 郭蕊, 孙颖, 黄劲敏, 等. 鼻咽癌容积旋转调强放疗与常规静态调强放疗的剂量学对比研究. 中山大学学报:医学科学版, 2012, 33 (6): 835-840.

[38] 张宜勤, 魏宝清. 20年来鼻咽癌放射治疗疗效全面提高的原因分析. 中华放射肿瘤学杂志, 1999, 8(2): 73-76.

[39] 卢泰祥, 韩非, 李嘉欣. 复发鼻咽癌临床研究进展. 中国癌症杂志, 2008, 18 (9): 661-666.

[40] Fu-Rong W, Bing T, Da, Q., et al. Volumetric modulated arc therapy for recurrent nasopharyngeal carcinoma: a dosimetric comparison with intensity-modulated radiation therapy. Journal of Shanghai Jiaotong University, 2014, 34 (3): 365-342.